在宅ケアの不思議な力

秋山正子

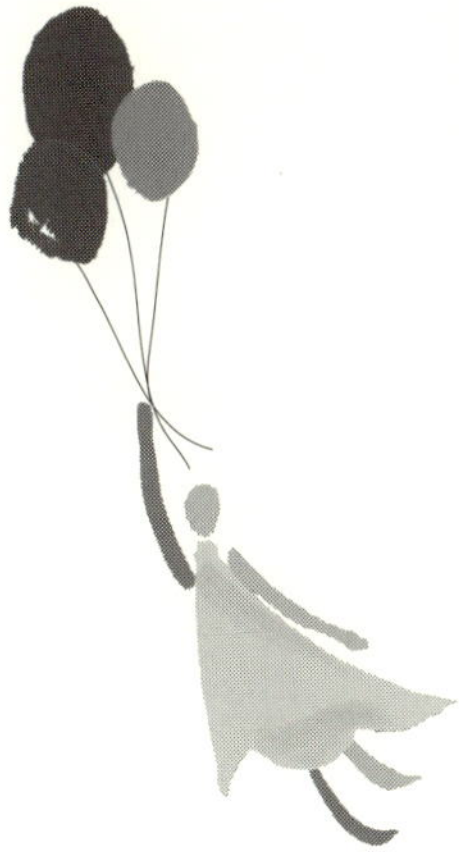

医学書院

プロローグ

一九八九年（平成元年）八月二六日消印の姉からの手紙、これが二歳年上の姉、光子の直筆では最後の手紙となりました。几帳面な姉のきれいな文字が並ぶその文面は、「残暑お見舞い申し上げます。連日暑い事ですね。少々夏バテぎみです」に始まっています。

その三か月後、「光子ががんだって言われて……、それも手遅れの肝がんで、あと一か月」と姉の夫からの電話で聞かされました。双子のようにお揃いの服を着て育った私には、晴天の霹靂としか言いようがありませんでした。

九人きょうだいの末っ子の私とすぐ上の光子の二人は、「おまけのように生まれた」と母は笑いながら話し、きょうだいを幼少のときに亡くし一人っ子だった父は「子どもは多いほうがいい」と、私たち二人をあちこちへ連れ歩いてくれました。昭和三〇年代から四〇年代のはじめの頃、父の大好きなデパートで食べるホットケーキと映画鑑賞は、一人で行くには少々照れくさく、子ども連れで大義名分が立ったようです。上の兄や姉からは「下の二人には甘い」と言われつつ、おとなしい姉光子とお転婆でよく動き回る末っ子の私は育ちました。

その姉が四一歳で逝ったあと遺してくれたもの、それは、育ちざかりの二人の大事な子どもだけではありませんでした。

仕事中心で家庭をかえりみず、有給休暇など取ったことのなかった義兄が、初めて会社を休んで妻の看病にあたった。そのことが職場の人たちの知るところとなり、亡くなったあと、会社に介護休暇制度が導入されます。

介護休暇制度のきっかけとなった姉夫婦の日々に興味を抱いたノンフィクション作家の柳田邦男さんが取材に見え、毎日新聞の連載『「死の医学」への日記』に「妻の在宅ホスピス」として紹介されました。現在は新潮文庫『「死の医学」への日記』に所収されています。

柳田さんの新聞連載に挿絵を描かれていた伊勢英子さんは、その頃お父様の画家伊勢偉智郎さんが肺がんになり、がんセンター東病院で闘病中でした。姉光子の記事で在宅ホスピスという選択肢があることを知ったことは、お父様の在宅での看病につながります。

そして、姉の何よりの遺産は、私を在宅ケアの道に導いたことでした。亡くなって一年ほどしたときに、『家庭で看取る癌患者——在宅ホスピス入門』のなかで「姉の死から看護者として学んだこと」を書く機会をいただきました（このときの文章を本書の第一章に、メヂカルフレンド社の許諾を得て掲載しています）。二〇年経った今読み返し、ここから今の私の活動のすべてが始まっていると感じています。私は姉の在宅ケアを経験して、その人が生きてきた生活の場が療養の場になり、かけがえのない時間を、家族や親しい人に囲まれて過ごせるのは、在宅ホスピスにほかならないと知りました。そして、そこに出向いていく看護があるはずなのに、まだまだ実践者が少ない状況を変えていきたいと、自分の進む道を在宅ケアに定めようと思ったのでした。

『家庭で看取る癌患者』のなかに、姉光子が在宅で過ごすためにつくられた医療・

看護・介護をめぐるチームの連携図を入れました。当時、京都に住んでいた私が、神奈川に住む姉のために、義兄と電話で連絡を取り、補助しながら地域のサービスを組み立てていった成果です。つくりなおした図を三四〜三五ページに入れました。

二〇年経って今、この図を見るにつけ、在宅ケアは利用者・家族を中心にチームケアで推進するのだという基本が、ここにすでに表われていたのだと気が付きます。

当時の私が、離れて暮らす家族の立場で、必死に地域の情報を集めフォーマルサービス、インフォーマルサービスをつなげた結果がここに集約されています。遠く離れているため、日々の看護ができないもどかしさが、この連携を組み立てるにはよい作用をしています。直接看護できないことを他の人に委ねよう、任せてお願いしよう、自分のできることをできるだけしようという、今でいう遠距離介護です。とても多くの方々に助けていただきました。

当時、私は看護学校の教員をしていたこともあって、新聞記事の医療欄に目を通し、気になる記事は切り抜いていました。そうしたなかで、二四時間の連絡体制を取り、必要時には往診をする仕組み、がん患者も診ているというライフケアシステムの記事を読み、白十字診療所をお訪ねして、義兄とともに佐藤智《あきら》先生にお目にかかれたのも、本当に幸運でした。

在宅ケアに至るまでの、私の臨床経験は産婦人科が中心です。第二次ベビーブームの真っ最中の産科は、今にして思えば戦場のようでした。多忙を極めるなかに、新しいいのちの誕生に寄り添い、生まれなかったいのちをいとおしみ、婦人科のがん患者さんの抗がん剤や放射線治療のつらさに寄り添い、多くの経験をしました。その後の看護学校でも母性が中心ですが、大学病院の実習指導では、医学の発展に伴う取り組みのなかの内科・外科病棟を、学生とともに学ぶ機会に恵まれました。

「看護はすべての健康レベルの人が対象であり、どんな場所でも展開できる」と、基礎教育で学んだものです。健康に生まれてくる子どもや、健康破綻をきたす危険は高いが自然な経過である妊産婦、つまり周産期への看護としてのかかわりは、その後私が病院を飛び出して看護の場を広げていく糸口であったのかもしれません。学生実習の一環として新生児訪問を実施できていたことも、家庭での療養現場に近づいていくきっかけでした。

その後、実際に在宅ケアの道を歩むには、もっと勉強が必要ではないかと考え、施設ホスピスの草分けとして有名な淀川キリスト教病院の訪問看護室で研修させていただきました。ここでの経験は、東京に移ってから在宅ケアを始める際、大変役に立ちました。

姉からの大いなる遺産、在宅ケアへの道を歩いてきました。これからも歩み続けたいと思っています。

現在の私は、訪問看護ステーションの統括所長として、がんのみならず、高齢者や難病などさまざまな方へのターミナル（終末期）ケアに、一五人のスタッフとともにかかわらせていただいています。さらに同じく統括所長を務めるヘルパーステーションの同じ方向をめざすスタッフたち、そしてボランティアの方々とも一緒です。

在宅ケアには思いもよらない不思議な力があります。必死になったときに見えた〝この人の力〟を信じて頼み、そのことに感謝して次へ進む。このことは、患者さんを抱え込むことなく、もっと自在に在宅ケアを行なうヒントにつながるかもしれません。

在宅ケアはチームケアが原則。でも、それがうまくいっていないことも多く、ギクシャクとした人間関係を、緩めて、ほぐして、またつなぐことを、日々しています。

これまで経験してきたなかで、考え、感じてきたことを少しずつまとめることにしました。

できるだけ平易にと心がけた文章のため、旧知のことや、まわりくどいと思われる表現になったかもしれませんが、在宅ケアが多くの方に知ってもらえる機会となれば幸いです。とくにターミナルにある利用者やそのご家族へのケアは、これから大切になります。ターミナルケアは難しい、怖い、できれば避けたい、と思っている方も多いのではないでしょうか。でもそんなに臆病にならずに、ここはお互いの知恵を集めて、人生の最後の時間にかかわらせていただく幸せを感じられるようになっていきたい。そんなふうに考えています。

CONTENTS

プロローグ――3

第一章 家庭で看取るがん患者――在宅ケアにかかわるきっかけ

発病――16　ケアの場所――17　ライフケアシステムとの出合い――18
確かな手応え――19　異なる医療機関が一つのケースにかかわる問題点――21
姉のノート（患者自身の病床記録）――22
年老いた母の出番（ケアチームの組み方について）――23
罪ほろぼしに励んだ義兄――24　姉の死によって生まれた「介護休暇制度」――26
生活の場での在宅ケア――27　家族の工夫――28　転機の到来――29
入院してから――30　おわりに――32　このような在宅ケアチームをつくりました――34

第二章 訪問のなかで考えること――いのちに寄り添うケアを

音楽や言葉のもつ力――38
テーマソングは何ですか?――38　私は「歌の探索隊」――39

最期まで聞こえているのだから――42
相手に伝わる言葉をつなぐ・つくる・つむぐ――43
人生最後のすごい仕事！――認知症も穏やかな経過に――45
「わかってもらえるうちに会えてよかった」――46
一人ひとりの事例を通して「まち」が広がる――47
認知症も早期からかかわり、穏やかな経過を支援――49
救急車を呼ぶということは、どういうことなのか？――52
ふだん元気ですが、いざというときにどうしたらいいでしょう？――52
いざというときは、かかりつけ医や訪問看護に相談――53
救急車を呼ぶということは……――54
救急車で大病院に運ばれた、がん末期のMさん――56
もうちょっとそばにいてくれないかしら？――一人暮らしを貫いて――61
どうせ白い天井を見て暮らすなら、自分の家の天井を――62
なじんだ自宅への退院――62　最期の時間についての相談――63
気ままな一人暮らしを選んだのは自分だから――64
もうちょっとそばにいてくれないかしら？――65
その人はどうしたいのか？　希望をしっかりと聞き取り、添っていく――66

最期にそばにいられる仕組みを――67

いのちの自然な終わり――最期の時間の過ごし方――69

穏やかな日々を遺して、Eさんの自然な旅立ち――69
落ち着いてお見送りの時をもつ、自然な看取り――76
病院入院中でも、どうぞ触れて、話しかけて、お別れを――77
「ママがんばって呼吸して!」最期のひと呼吸をありがとう――79
どういうふうに亡くなっていくのか、看取りの準備を伝える――80

動かさないと動けなくなる――廃用症候を防ぐ――82

家族介護が整わないとき、ショートステイの生活リハビリで準備――83
「寝ていては、寝たきりになりますよ」と、入院中も、在宅でも話す――84
治療効果と廃用症候デメリット、両面から考える――84
廃用症候・寝たきりへの道――85　脱水症状は早め発見、早め対処のケアの力――88

「聞き書き」との出合い、そして明治の母の看取り――91

明治生まれ九一歳からの聞き書き、新聞記事からテレビの縁へ――91
死にゆく人を見送る作法――93　支える医療で、健やかな天寿をめざす――98

第三章　あなたの思いを聞かせてください――喪の作業とグリーフケア

看取りにまつわる個人的な体験から――100
グリーフケア――個人的な経験を話すことが、人を動かす――107
悲しみに、仕事としてかかわる――111
語ること、表現することの大きな力――119
最期の大事な「時」を迎える準備――128
「看取りの語り部」になって安心の地域と人生の再生――134

第四章　まちをつくる――健やかに暮らし、安心して逝くために

病気は家庭で治す――ライフケアシステムのめざしたこと――138
「自分で自分の健康を考えられる人」をつくる――138
予防から看護がかかわることで重度化を防ぐ――139
「不条理に近い要望を主張してくる人」の姿――140
エビデンスをもって毅然として伝えたい――142

足元の現実と地域のネットワーク——問題解決へのコミュニケーション——145
「がん哲学外来」に行ったあとで実際的な相談が……——145
病院へ出かけ、つながりました——146　患者側も、問題解決するように伝える力を——147
どう生きるか・どう死ぬかを「本人が決めていける」支援を！——148
足元の現実・地域のネットワーク・直接の当事者との対話——150

「まち」をつくる——151
「安心して暮らし続ける町をめざして」初の市民公開シンポジウムを開催——151
連続シンポジウムを新宿で開催——153　「行政としても取り組むべき課題」へと発展——154
静岡に飛び火した「在宅で看取るということ」——155　地区で医師の後継者につながる——157
シンポジウムの参加者アンケートから——158　企画した人が得た勇気——164

誰もが自分の力を取り戻せる相談窓口——イギリスのマギーズセンターを参考に——166
がん相談は「患者・家族の力のエンパワメント」——166
マギーズセンターを訪ねて——168　病気の不安に対処し、自己決定力を取り戻す——170
「病人でなく一人の人間」の願いを専門看護師に託す——171
がんとともに生きる日常を支える相談——173

エピローグ——181　初出一覧——189　著者プロフィール——190

表紙・扉デザイン：川崎由美子
本文デザイン：菅谷貫太郎

第一章　家庭で看取るがん患者
——在宅ケアにかかわるきっかけ

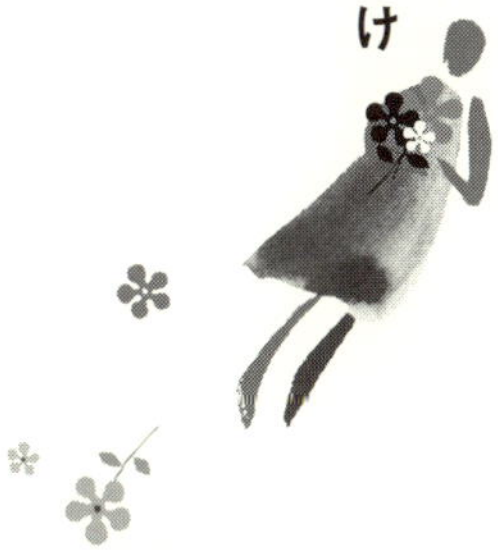

発病

日ざしあび　汗して働く　人々に　申し分けないよな　い草の午睡
歴史の書　悠久の時に　思いはせ　暑さ忘るる　夢心地かな
だいじょうぶ？　気づかう言葉　うれしくて　子の心に　やさしさを知る

平成元年八月　光子

今にして思えば、この拙《つたな》い歌のなかにも、姉の体調の変化を感じとれるはずであったと、痛恨の念がよぎります。

いつまでも疲れがとれず、食欲が落ちたまま秋を迎えた姉が、「入院した」という知らせを受けたのは、一九八九年一一月一五日のことでした。しかも手遅れの肝がんの所見であるとの情報とともに。当時私は、京都で看護学校の教員をしていました。

姉は神奈川県綾瀬市に住んでいました。その週末、私は自分自身の目と耳で確かめようと京都から姉の入院している病院に向かいました。医療に携わるものとして、また最も身近に育った二歳違いの妹として、主治医に説明を求めることがなすべき最優先のことだと考えたからです。

姉の肝臓のＣＴスキャン像は、転移性肝がん特有の画像を示していました。しかも数枚あるフィルムの始めから終わりまで、大小の腫瘍像が撒布された状態でした。

その年の春に、私たちは五六歳の姉を喘息の重積発作のため失っていました。涙する間もないままに、今私に何ができるのだろうと、事実に真正面から取り組まざるをえなかったのです。

ケアの場所

姉の余命は「あと一か月、年は越せるかどうか……」であると医師は告げました。私は思わず、「子どもたちのいる家に一日も早く戻して、自宅で看取れないでしょうか。そのための手立ては何とか考えますから」と申し出ました。

手術は不能、動注法による化学療法も、これだけ広く播種したものは無理だろうとのこと。とすれば、キュア（cure 治療）ではなくケア（care）が必要であり、そのケアは、生活の場からかけ離れた病院という場所では展開しにくい。というより、最後まで、母親として妻としての役割が果たせる場である家庭を、ケアの場として選びたいと私は思いました。それはあとに残される子どもや夫にとって、そして彼女自身にとって有意義な時を過ごせるようにと思ったからです。

ですが、この考えを実行できる状態になるまでには、それから三週間という「時」が必要でした。

病状を知らされていない姉は、「しっかり治してから帰らないと家事はできない」と言って、家に帰ることをしぶっていました。

私は、「肝臓は長期戦なのだから、病院にいても家にいても同じよ」と説明し、家に帰ることを姉に勧めました。

医師の協力をえて試験外泊というかたちをとり、「やっぱり家のほうが落ち着く」と、本人に得心してもらうのが、まずは一苦労でした。

夫である義兄も、「本当に家でやっていけるのだろうか」という不安をもちました。他のきょうだいも病院で看てもらうのが常識だという意見をもっていました。私たちは何度も話し合いをもちました。

ライフケアシステムとの出合い

この間に、知人を頼って、医師の佐藤智《あきら》先生が東京で始められた会員制の在宅医療組織であるライフケアシステム（ＬＣＳ）に電話をかけて、「神奈川県に在宅で看取ることが可能なシステムがあったら紹介してほしい」と相談しました。まだ介護保険制度もない、二〇年前のことで、神奈川県にはＬＣＳのように在宅で終末期を過ごす患者への二四時間の電話相談や往診、訪問看護を行なっているシステムはありませんでした。綾瀬市はＬＣＳのある新宿区から電車で二時間弱かかります。ところがこのとき、話を聞いてくださった佐藤先生から「遠いけれども何とか引き受けましょう」という返事を得て、私は勇気百倍でした。

一方で、地域の有料ヘルパー協会、社会福祉協議会、ごく親しい近所の友人などの助力も仰ぎ、在宅ケアを行なうためのネットワークづくりを始めました。ギャッチベッドの借り出しをはじめとした家のなかの模様替えについて、家事の分担、ことに毎日の食事づくりをどうしたらよいか、連日のように綾瀬市の義兄と電話連絡を取り合い、進めていきました。

確かな手応え

この時期の姉は、まだ顔もふっくらとしていて、痛みの訴えも少なく、事態を知って見舞いに訪れるきょうだいが、「本当に年を越せるかどうかなのか？」と疑問に思うほどでした。発熱もおさまり、倦怠感も少し軽減した状態で、一二月九日に退院の運びとなりました。

自宅での光景、小学四年生の次男坊が、帰ってきた母親の足元に腰かけて、ゲームに興じている姿を見て、「これだ！　このために在宅を選んだのだ」と、熱い思いが込み上げてきたことを覚えています。

がまん強い姉は、子どもたちを目の前にして、一口でも食事をとろうと努力していました。毎朝、ベッドから「行ってらっしゃい」と学校へ送り出し、「お帰りなさい」と笑顔で迎える生活を続けることができました。

家族や本人が在宅ケアを望んでも、一度入ってしまった施設からはなかなか出られないのが現状です。それにもかかわらず、こうして在宅ケアを行なうことができたのは、「どちらのケアがこのケースの場合、よりクオリティオブライフを保てるか」という見極めが早い段階でできたことにあります。またそのために整えねばならない実際的な条件を充足するよう、一つひとつ問題解決を図っていったことが大きかったと思えます。

「在宅で」と希望する私たちに、医療に携わる者として、この状態の病人を自宅に帰しても大丈夫なのだろうかという不安もきっとあったことと思われます。でも快く、在宅ケアのシステムにのせることを承諾してくださった病院の医師に感謝しています。

異なる医療機関が一つのケースにかかわる問題点

東京のＬＣＳからは一二月一六日以降は、テレビ電話（静止画像）を用いた毎日の連絡、看護師および医師の週一回の訪問と往診が開始されました。地域的に東京からは遠いということと、インフュージョンポート設置のために、佐藤先生の紹介で北里大学東病院も受診しました。その結果、北里大学東病院総合相談部よりの訪問看護が開始されました。ただし、こちらからは医師の往診はありませんでした。

施設同士は電話やファクスで連絡を密にとってくれましたが、検査データのとり方の違いから採血が重なったりして、姉は「どうしてなの？」と、不満をもらすこともありました。病院に入っていたら、連日のように採血検査を受けざるをえないし、まだまだ少ないほうなのだと説明したこともありました。データの公開と共有は、個々のケースの問題というより、医療界全体の抱える問題につながっているように思いました。このことはなかなか解決されないのが現状です。

姉のノート（患者自身の病床記録）

複数の施設・機関が一つのケースにかかわる場合、施設間の調整がうまくいかず、かえって患者に負担がかかる場合があります。姉の場合は、患者である姉自身が自分で細かくメモを取り、そのノートを見ればどんな状態なのかがわかりました。そのノートが情報の共有につながり、いろいろな意味で隙間を埋める役割を果たしたように思えます。

多職種の人々がかかわったケースでは、特定の一人がその調整役を果たすことが有効ですが、姉の例をふり返って、このノートのような媒体が役に立つことも知りました。また、患者自身にも、元気なうちはその調整能力をもつときがあることを教えられました。

医師から「年が越せない」と言われていた姉でしたが、日々、子ども、夫、そして秋田から出てきた八〇歳になる実母に囲まれて、確実に悪くなりながらも小康状態を保って新年を迎えました。

年老いた母の出番(ケアチームの組み方について)

はじめ、姉の発病は年老いた母にはあまりに重い事実であり、兄たちは母に告げない方針でいました。でも長い人生のなかで何人かの人を看取った経験のある母は、痛み止めに坐薬を使用していると姉から電話で聞き、「悪い病気ではないか?」と直感したようです。

そこでつらいことではありましたが、母にも事実を知ってもらい、看取りのチームに加わってもらうことにしました。この母の存在は、姉にとって、子どもたちにとって、そして一番に義兄にとって、大きな安心の源になりました。

誰をケアチームに組み入れるかは、在宅ケアではまず見極めなければならないことです。その際、チームのなかには実際的、つまり物理的なサポートを得られる人だけでなく、心理的サポートを得られる人も組み入れ、それらの人々を調整することが、チームケアがうまくいく大きなポイントであることを学びました。

娘が自分よりも先に死なねばならぬという非常につらい事実に対し、明治・大正・昭和・平成と生き抜いてきた母は、私たちが考えた以上に真正面から向き合いました。もちろんケースバイケースのことだとは思いますが、人生経験を豊かに積んだ高齢者

のもつ達観した処し方に、教えられることがたくさんありました。母は、

「子どもやお父さんに言い残すことがあれば、はっきり言っておきなさい」

と、娘に臆せずに語りかけました。姉は、

「そうね。頭のしっかりしているうちに言っておかなくちゃ」

と、答えました。決して対岸から眺めるということではなく、お互いやがて死にゆく人間なのだからと、姉と同じサイドにいて語りかけるといった光景でした。

母は、残される子どもたち、つまり孫たちに向かっても、

「お兄ちゃん、あなた、お母さんのこの状態をどう思う。よーく見てごらん。どう思う?」と、真顔で問いかけていました。それはまさに、デスエデュケーションそのものだったと思います。

こういうことは、病院にいたらできなかったのではないか、在宅だからこそできたことだと思いました。

罪ほろぼしに励んだ義兄

痛みの出現は、腹水の貯留とも関連し、腹部の膨満が目立ちはじめたのは一二月末

頃からでした。経口モルヒネ剤であるMSコンチンの投与が始まり、訴えの多くなった姉の実質的な介護は、母と義兄が担いました。

義兄は、それまでは仕事や付き合いを第一とし、朝早く家を出て夜遅く帰るという日々でした。そんな忙しい義兄のことは、姉から聞いてよく知っておりましたので、姉の介護はとてもできないだろうと思っていました。ところが「いやー、罪ほろぼし」と笑いながら、義兄は一生懸命介護にあたりました。姉のいのちが「あとちょっとなのに、仕事なんてやってられない」という義兄の気持ちは、ベストを尽くしたケアにつながっていきました。

会社にも事情を話してかなり休みをもらい、介護にあたりました。その介護方法は、訪問看護師に教えてもらったり、自分で工夫したりと、非常にきめ細かいものでした。

姉は、「お父さん、お父さん」と義兄を始終呼んでいました。義兄はこまめに姉の身体の向きを変えたり、うがいを手伝い、おかげで姉はぎりぎりまでおむつや留置カテーテルを使わないで、ポータブルトイレに坐って排泄ができました。義兄のきめ細かな看病のおかげで、熱が出てもよさそうな状況なのに熱も出ず、口内炎がいつできてもよさそうなのに、できたのはかなりあとのことであり、在宅では褥瘡もつくらずにすみました。

在宅ケアを続ける条件の第一は、しっかりとしたケアの担い手がいることだと思います。問題はいつ終わるのかがわからない体力がいるケアを、本当に引き受けられるのかどうかということです。

訪問看護師は看護専門職として、家族にケアの仕方を教え、家族と一緒にケアをしていくことが大切ですが、それと同時に、ケアをする家族の体調や精神状態にも気を配り、愚痴や不安を聞くことも大変重要です。

姉の死によって生まれた「介護休暇制度」

あと一か月のいのちと言われた姉は、それから四か月生きることができました。義兄は有給休暇を使い果たした格好でしたが、このことがきっかけとなり、義兄の会社に「介護休暇制度」が導入されることとなりました。ターミナルという特殊な場合だけでなく、これから増えるであろう高齢者の在宅介護の場合でも、このような制度は、在宅ケアを行ないたい患者と家族にとって、大きな力になるものと思います。

生活の場での在宅ケア

義兄や母が在宅で行なったケアは、日常生活に密着し、お互いの生活をできるだけ両立させていくものでした。これが、「自宅にあって看取る」最大の利点であると思います。

洗濯機を回しながら患者の訴えに応じ、寝入ったところを見計らってお風呂に入り、ベッドの横で新聞を広げていると、「今日の天気予報は?」と患者がのぞきこむ。病院のように隣の患者に気を遣う心配もなく、「回診の時間です」と病院の日課に振り回されることもありません。

お見舞い客も、殺風景な病室で交わされる周囲に気兼ねしながらの会話だけで、居心地悪く帰ることもありません。仕事を続けながら、週末に京都から通った私も、行けば台所に立って家事の手伝いをし、老いた母を助けることによって自分もケアに参加し、「何かできた」という充実感をもつことができました。毎日の生活を共にすることで、子どもたちも義兄も母も、日ごとに悪くなる姉の様子を徐々に受け止めていくというプロセスを踏めたと思います。

家族の工夫

嘔気や嚥下困難のため経口摂取が困難になってくると、口腔内の不快感をとるために姉は頻回にうがいをしていました。そのときに使う膿盆は、深めのタッパーウエアをガスの火にかざして変形させ、そら豆型のキドニィベースンのように工夫したものでした。

柔らかくカーブした自家製ベースンを、義兄がうまくできたから使おうとすると、

「お父さん、これたくわんの臭いがする」

と、姉に差し戻されたことがありました。

そんなとき、義兄は苦笑しながら「はいはい」と漂白剤で脱臭し、そのあと、

「これで合格?」

「うん、これなら合格!」

と、笑顔でやりとりしていました。

腹部膨満がひどくなり、寝衣の紐が気になりだしたとき、母は、ネルの着物型の寝巻を上下のツーピース型にし、紐ではなくマジックテープで止められるように改良して縫いあげました。手縫いの温かさを感じたのか、姉は「これだと楽だ」と笑顔をみ

せ、そして「私ばっかり、いい思いをさせてもらって」と、感謝の言葉を母に返していました。

こうした一つひとつの日常の生活の工夫をその生活の場で行ない、家族とのやりとりのなかで、姉は家族の愛情に囲まれた安心感を得ることができました。そして小さな喜びや希望を見出していけたのではないかと思います。

転機の到来

疼痛のコントロールは比較的うまくできていたほうでしたが、一日のなかでの症状の変動はかなり激しく、目覚めているときは、「おなかが張ってしんどい」「腰がだるい」「便が出そうで出ない」と、頻回に訴えるようになりました。そんなとき、赤ん坊をあやすように、母が顔や身体をなでていたこともあります。姉の訴えは五分おき、一五分おきにありましたが、誰かが要求に応じていました。

これを「患者のわがまま」といってしまえばそれまでです。

義兄は、「うちのお姫様だからね」といって、「はい、はい、ちょっと待ってね」と言いながら応じ、たまに訪れるきょうだいは、そんな義兄と母の姿をみて「しんどくないか?」と声をかけるほどでした。

義兄の「やるんだったら、とことんやるよ」という気持ちが伝わってきました。枕元に置く呼び鈴の工夫、スポーツ用酸素を買ってきては、呼吸をたすけるためこれをうまく使えないかなど、一生懸命でした。その姿はとてもクリエイティブで、自己実現が図られているように見えました。

それでも一度、朝方にかなり強い疼痛の訴えがあり、その数日後に口腔内からの出血、耳下腺の腫脹が始まると、医療の専門家ではない義兄は強い不安を覚えたようです。LCSの医師と、北里大学東病院の医師とのあいだで患者の見方などでの見解の相違などもあり、入院させるかどうかについては家族としてもずいぶんと悩み考えました。そして最後に、ぎりぎりまでがんばった在宅から、入院へと移らざるをえませんでした。

入院してから

姉が入院したあと、義兄は虚脱感のなかにあるように見え、「自分の出番がなくなって、蚊帳の外からみているようだ」ともらすようになりました。

入院時に同行したもう一人の姉は、「それまで本当に大変だなあと思っていたけれども、入院して鎮静剤か何かが入った途端に、ものも言わなくなって、何だかあの人らしくなくなってね。もっと早く入院していたら、とっくに逝っていたと思うわ」と言っています。

入院先の北里大学東病院は、大学病院としては画期的と思えるほどケアに重点をおいたところでした。少なくとも一時間に一度は必ずラウンドして姉のケアにあたってくれました。施設内看護の現状を知るものとして、これは本当にきめ細かいケアの体制ができているなと思ったものです。

それでも入院するまでは、あるときは五分おきに体位を変え、うがいを手伝い、患者の意思を尊重してふらつくのを支えながらポータブルトイレを使った排泄を援助していました。ケアがいかに細かいといっても病院のラウンドは一時間おきですし、エアマットを使っていたにもかかわらず、入院して三日目には褥瘡ができてしまいました。私は悔しい思いを抑えきれませんでした。

だとすれば、何ゆえに最後まで在宅で過ごせなかったのでしょう。さきにもふれたように、本当に死が間近に迫ったときに起こる症状の変化に、義兄の不安がつのり、それをフォローする者が遠くにいて支え切れなかったからだと思います。

アメリカの在宅ホスピスのケア提供者に向けてのリーフレットにApproaching deathという項目があります。そこには死を間近に控えたときの、ケア提供者に対する教育について、詳しく書かれています。改めてそれを思い起こすとき、家族であるけれども看護師である私の力不足を深く感じざるをえませんでした。

おわりに

わずか五か月間の姉のターミナルケアのなかで、在宅ケアを受けた期間は四か月余りです。余命は一か月といわれ、頭がボーッとして二日間は何も考えられなかったという義兄が、この間に見事にケアの担い手として活躍するようになり、子どもたちは子どもたちで衰弱していく母の姿を見ていて「自分たちのお母さんは病気に立ち向かってがんばっていた」と誇りに思える経験をしました。母親が亡くなったあとの子どもたちの立ち直りは驚くほど早かったのです。

姉のケアのことをふり返えると、たんなる延命ではなく、患者の生活の場でのその生活の質を保証したケアがうまくできた例ではなかったかと思います。

私たちはケアの場を「施設内（病院）しかない」と思い込まず、最もその人らしい生活ができる場所で疼痛や症状の緩和を図りながらケアすることが大切だと思いました。社会資源の活用も含めてその症例に最も適したサポート・ネットワークづくりを進めることが、在宅ケアを始めるときの大きなポイントではないでしょうか。

たくさんの方々の心温まるサポートを受けてケアできたことを心から感謝しています。このような事例の積み重ねによって、在宅ターミナルケアが一例でも多く可能になっていくよう願うものです。

各種のサービスが制度化されていませんでした。それでもこの図から，「在宅ケアは利用者・家族を中心にチームケアで行なっていくのだ」という在宅ケアの基本が伝わってきます。多くの方々のサポートを得て実現した在宅ケアチームでした。

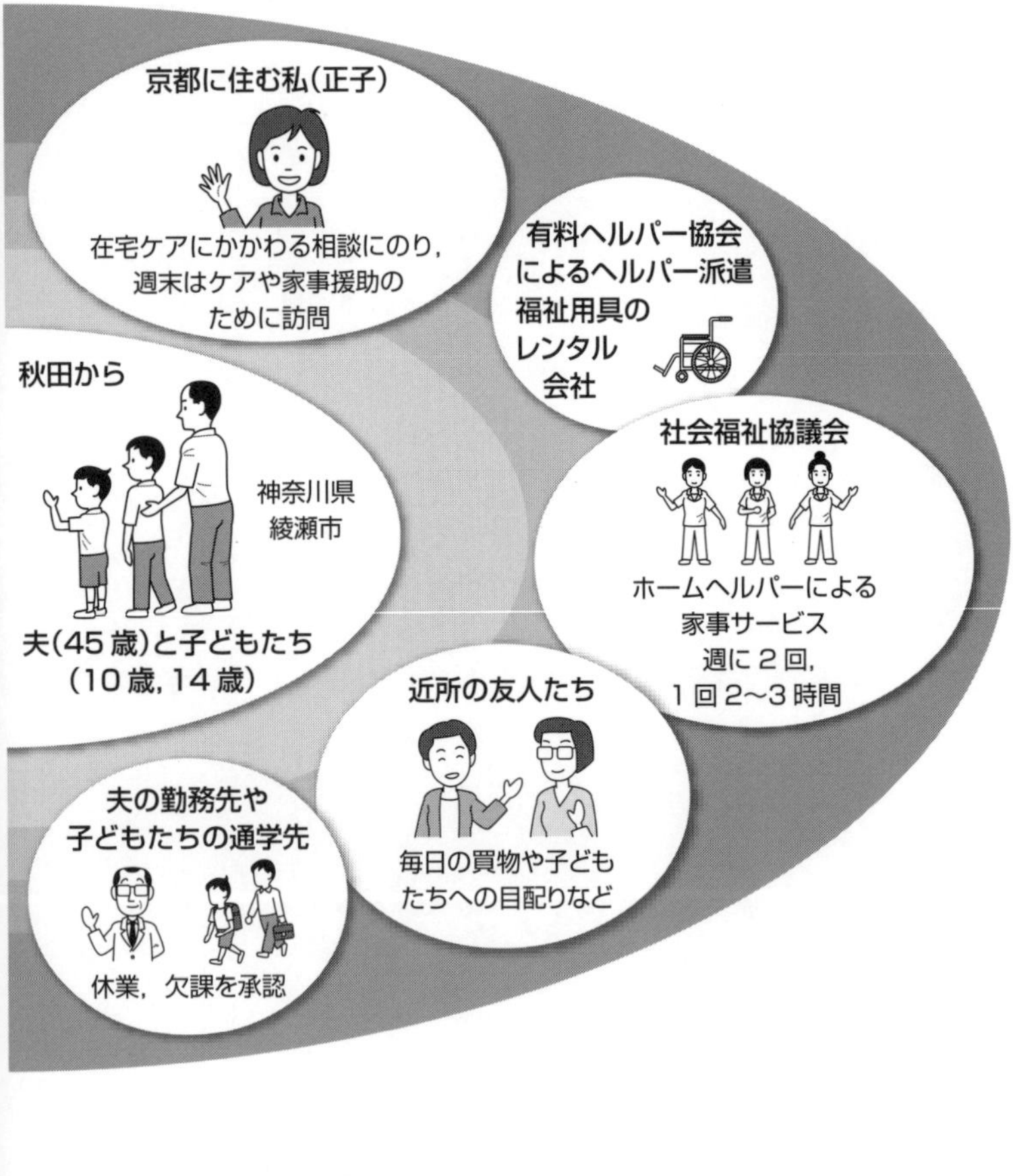

このような在宅ケアチームをつくりました

20 年前(1989～1990)の在宅ケアへの医療・介護のかかわりを図にしてみました。これは神奈川に住む姉のために，京都に住む私が義兄と連絡を取り，地域の情報を集め，組み立てていった成果です。当時は，訪問看護ステーション，訪問介護事業所，在宅療養支援診療所をはじめとした

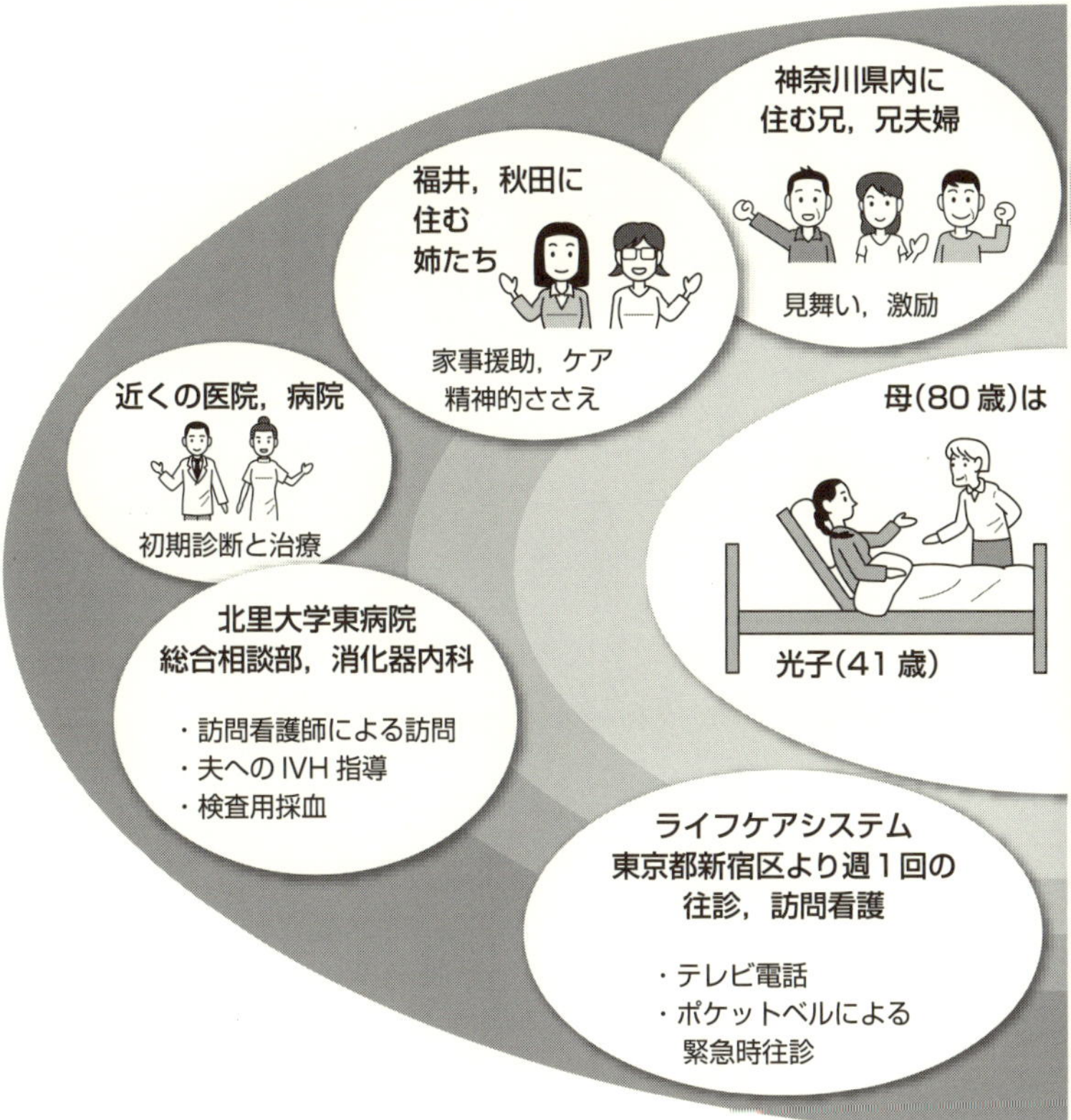
神奈川県内に
住む兄，兄夫婦
見舞い，激励
福井，秋田に
住む
姉たち
家事援助，ケア
精神的ささえ
近くの医院，病院
初期診断と治療
母(80 歳)は
光子(41 歳)
北里大学東病院
総合相談部，消化器内科
・訪問看護師による訪問
・夫への IVH 指導
・検査用採血
ライフケアシステム
東京都新宿区より週 1 回の
往診，訪問看護
・テレビ電話
・ポケットベルによる
緊急時往診

第二章　訪問のなかで考えること——いのちに寄り添うケアを

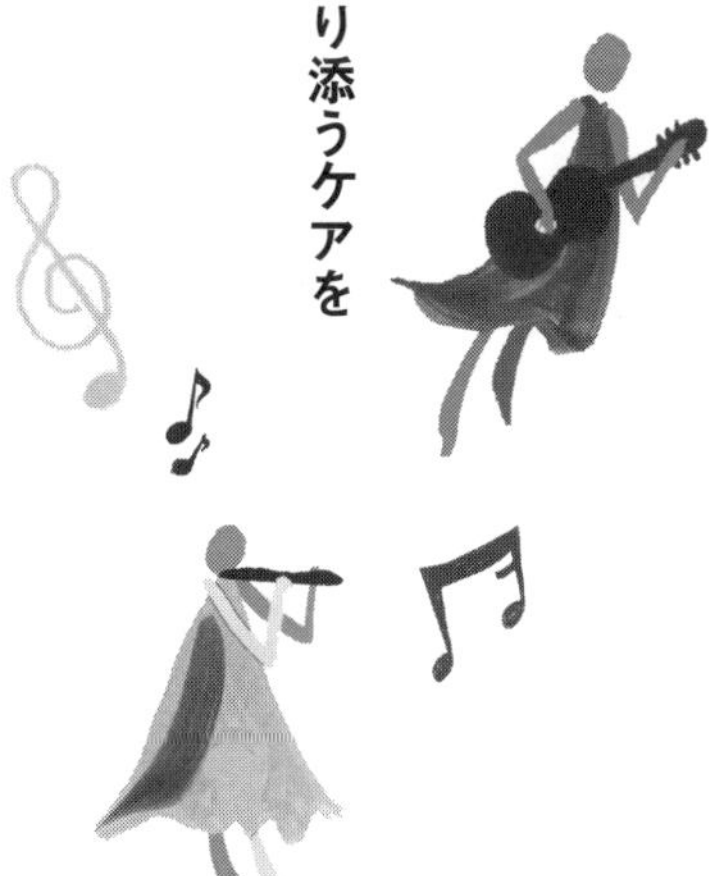

音楽や言葉のもつ力

訪問看護を東京都・市ヶ谷で始めてから一七年が経ちました。その前に、大阪の淀川キリスト教病院訪問看護室で研修ならびに非常勤保健師として働いた一年を加えると一八年、ずいぶん長いことこの仕事をしてきたなあと思います。

この間にたくさんの方の看取りを経験させていただきました。お一人おひとりがその方らしく旅立ってゆかれました。穏やかな経過のなかで、自然に、できれば自宅でと願う方々に訪問看護師として寄り添い、ご家族や親しい方々を応援してきたと思います。

テーマソングは何ですか？

在宅を選んだ方々は、皆さん個性的に生きておられ、その人なりのテーマソングをもっているように感じます。たとえばラジオ体操の指導者として活動してきた方は、朝六時半、ラジオから流れてくる元気な始めの一節が、耳の奥で響いていると話されます。

静岡県・三島生まれの女性（八八歳）は、尋常小学校で習ったという、ペリー提督の来航のときの歌「ペルリが来た～」を、歌ってくださいます。

訪問先で聞かせていただくお話は、歌ではないのですがリズムがあり、どこかにお国言葉もうかがわれ、音楽のように耳に響くことがあります。それぞれの歴史や、風土のなかで熟成された方言の響き、音楽的だなあと感じることがしばしばです。

一方、がん末期となったNさんは、それまでとても音楽好きだったのに、うつ状態がひどくなったときは、「音」そのものに敏感になり、「音楽はかけないで！」と叫ぶように言われました。そんなNさんがうつ状態を脱したきっかけは、小学校一年になる息子さんの作文を読む声でした。愛する者の語りかける「言葉」は、「音」としてもどれほど癒す力をもつことかと教えられました。

私は「歌の探索隊」

認知症のYさん（九八歳、女性）、徐々にその症状が進み、話す言葉は少なくなり、会話が成立しなくなっていきましたが、訪問介護しているヘルパーが、小さくつぶやく彼女の言葉に着目します。それは、「何が何だか わっからないのよ〜」というもので、歌の一節のように聞こえたとのこと。私はさっそく「歌の探索隊」を名乗り出て、図書館で調べました。

その結果、大正から昭和にかけて日本初のレコード歌手として一世を風靡した佐藤千夜子の歌で映画の主題歌にもなっている「愛して頂戴」（作詞・西條八十、作曲・中山晋平）とわかりました。音域の広い、ソプラノ対応の歌でした。

歌の背景を調べるうちに、その曲が流行った時代と、その人の人生が重なります。教員になりたかったYさんが自分の希望を断念し、家庭に入った時期にこの歌がラジオからよく流れたこと。Yさんの父親は教育者で、クラッシック音楽をレコードプレーヤーの前に正座して聞くような家庭であったので、軟派な曲を口ずさむことははばかられた。しかしこの歌はYさんの耳の奥にとどまり、深層の記憶の島に取り込まれ、八〇年近くの時が過ぎた今、認知症が進んでいく不安のなかで「何が何だかわからなくなっている自分」を表現するのに、このフレーズがぴったりだったのではないかと推察されました。

「愛して頂戴」はYさんのテーマソングと思われ、私たちは歌いながらケアをすることにしました。

そしてこのことがYさんの発語を少しですが回復させ、故郷津軽の言葉への反応につながります。

「あずましじゃー（具合はいかがですか?）」

やはり北国生まれのヘルパーのWさんが、この表現を使って語りかけました。すると眠ってばかりいたYさんは目を開けてWさんをじっと見つめます。こんなことがあって、「津軽弁で語りかけてみたらどうだろうか」という提案があり、近くの青森県人会にアプローチしてみました。が、「寝たきりの方のところはちょっと……」とやんわり断られてしまい、知人のつてを頼って津軽出身のHさん（看護教員）が来てくれることになりました。

Hさんを中心とした津軽弁ボランティアは、一生懸命Yさんに語りかけます。

「ねぷたのはなししねがー（ねぷた祭りの話をしましょうよ）」

「べこことあそんだってなー（牛の仔と遊んだのではないですか?）」

Yさんは大きな目を開けてじっと聞き入ります。初日から効果を期待していたわけでもないのですが、発語はありませんでした。ところが皆が帰ったあと、Yさんは「寂しくなったね」と、家族に声をかけたそうです。さっきまで自分のために集って、何かしてくれていた、その人たちが帰って「寂しくなったね」と感想を漏らしたことは、やっぱり語りかけや言葉は大事だなあと思わされたのでした。

最期まで聞こえているのだから

私が訪問看護の道に入ったのは、一九九〇年に四一歳で逝った姉の在宅ホスピスの経験からでした。最期まで在宅でと思いましたが、口腔内出血が起こり、近くの病院に入院しました。意識レベルの下がった、もの言わぬ状態のときに、秋田から上京した八〇歳になる母は姉の手を握りながら唱歌や童謡を歌ったそうです。するとまるで聞こえていると伝えるかのように、姉は母の手をかすかに握り返し、母の歌に応えた。「わかっていたと思う」と、母は一〇年以上経って、聞き書きのボランティアに語っています。

そして母は姉に語りかけます「あなたの思うときに、そのときだって元気がいるに違いないから、元気よく発って行きなさいよ。私これでお別れするからな」。この言葉に反応するかのように、その翌日、姉は息を引き取りました（ＮＨＫ人間ドキュメント「聞いてください私の人生」二〇〇二に収録)。

最期まで耳は聞こえている、これはホスピスケアのなかで、看護として実践もし、ご家族にも伝えるメッセージです。語りかける「声」はまさに音楽、何も変化がなく聞こえていないように思えるかもしれませんが、それが誰の声であるのか、何を伝えようとしているのか、私たちが語りかける言葉は最期のときまで伝わっていると確信しています。

相手に伝わる言葉をつなぐ・つくる・つむぐ

在宅ケアの経験から、相手の立場に立ち、相手に伝わる言葉を使うことの重要性を感じます。顔の見える関係を大事にしながら、共通言語として通じる音楽の活用は、世代も超えて有効ではないかと思っています。

地域で、職域を越えた連携をしていくには、必要なときには“Pardon?”「すみませんが、もう一度言っていただけませんか?」と、わからないことをわからないと相手に伝える勇気をもちたいと思います。初めて耳にする言葉、医学用語、略語などもわかりにくいものです。実はいくつか疑問があるのに、曖昧なままでの連携はどこかでほころびが出てきます。きちんと説明されて相手とわかり合えた喜びを感じながら、地域でお互いに育ちあい、育てあう関係が本当に大事と強く感じています。

「いのちに寄り添うケアを生活の場にお届けします」をモットーに、多くの方と手を組みながら日々の在宅ケアに邁進していきたいと思っています。言葉のもつ力や音楽の意義も感じつつ……。

人生最後のすごい仕事！――認知症も穏やかな経過に

スタッフナースのMさんと一緒に、明治四五年生まれのAさんを訪問しました。Aさんは認知症ですが、「認知症だった」といってもいいくらい現在の意識はハッキリしています。八月に脱水を起こし、「もうターミナルである」という医師からの特別指示で訪問看護の依頼があり、連日点滴してほしいというケースでした。

さまざまな経緯があり、現在は七一歳になる長女さんが同居して介護にあたっています。活動的なときのAさんは、夕方になると落ち着かなくなって外にふらふらと出かけてしまい、家に帰れなくなって何度も警察に保護されたことがあります。

Aさんの住む団地では、昨年、独居の高齢者が孤独死され、そのことがきっかけとなって、「お互いに声をかけ合いましょう」という機運が起こってきたところでした。

団地には結構ステーションから訪問介護・看護に入っているので、当方のことは当然知っていると思っていました。

ところが長女さんもご本人も、これまで訪問介護や看護に出合うことがなかったようで、初回の訪問の際には、「いったいこの人たちは何をしてくれるのか？」といった、不可解な表情でのお出迎えでした。長女さんには、「家で看取る」ということについて、漠然とした不安もあるようでした。

「わかってもらえるうちに会えてよかった」

八月から、一か月以上が経過し、一昨日からAさんの血圧は下がり気味です。連休中でもあり、時間がゆっくり流れているようで、長女さんが一人ずつ名前を言い、「会いたい？　会いたくない？」と、お母さんに尋ねていました。長女さんの話では、親戚や友人、知人の名前のほとんどに、Aさんは「会いたい」と頷いたそうです。でも、一人については、しばらく考えてから、首を横に振ったそうで、「母なりに、結構よく考えて答えたらしい」とのことでした。

いろんな方々がAさんを訪ねて来られ、発語はもうほとんどないけれど、Aさんは人が来ると、その呼びかけに応じ、しっかりと眼を開け、頷くようにし、うれし涙を流すごとく顔をくしゃくしゃにするので、会いに来た人も、「わかってもらえるうちに会えてよかった」と、満足して帰っていかれる。ご近所の方々も会いに来て、自宅で介護されているAさんのことを「本当に羨ましい」と言ってくれたと、長女さんはうれしそうに話してくれました。

こうした状況を一番納得してくれていないのが、訪問診療のE先生。何としてもカロリーの高いものをと、点滴の内容を変え、医学的見地からよかれと思われるさまざまな提案をしてくださいます。そこで訪問看護師の観察や判断との折衷案で、点滴は維持液程度にし、ご本人や、ご家族の意向も加味して、日々できる範囲で看ていく方向にしました。

一人ひとりの事例を通して「まち」が広がる

その日、Aさんはベランダに面した和室のベッドでうとうとされていましたが、話し声で私たちが来たことがわかったようでした。

「Aさん、最後にすごい仕事してくれていますね。皆に、『こうやって死ねたらいいね』と、お手本を見せてくれて……」

と、声をかけると、

「ほんと！　仕事してくれてる！」

と、長女さんが明るく応えました。

「E先生が納得されるまで、きっと生きてくれる気がします……」

と言うと、長女さんも
「そうだね……」

と笑い、Aさんを囲んで午後の穏やかな時間が流れました。

こういう「まち」が、一人ひとりの事例を通して、そしてケアの実践を通して広がっていくといいなぁと、同行したスタッフと、温かい気持ちになりながら、Aさんのお宅を出ました。

欲張らずに、絶望せずに、地道に、日々の実践のなかから、ものを言っていきたいと思っています。そのことの大切さを教えてくれるのは、Aさんのように市井《しせい》のなかで生き抜いてきて、人生の幕を降ろす人たち。在宅ケアにかかわる仕事のなかで、誰もが一度しか生きることができないいのちに出会う幸せ、いのちの終わりに居合わせる幸せをかみしめています。

認知症も早期からかかわり、穏やかな経過を支援

これからは、今以上に認知症の高齢者が増えてきます。そうであるならばせめて軽度のうちにキャッチして、穏やかな経過が取れるように。そこには、医療の視点が必要で、その対策を考えると、今のところは完全に医師主導です。

しかしその初期の時点で、地域に暮らす方を認知症の専門医につなぐときなどは、コミュニケーションスキルに長《た》けている、生活経験豊かな訪問看護師の出番であると思います。本人は認知症ではないと思っているのですから、私たち自身が医療の専門職であることを自覚したうえで、さりげなくつなげていくことをしなければ。その導入の部分に医療のテクニックをもっていることは、認知症の方に対しても一つの強みとして力を発揮できる部分です。

現在は、中・重度の人しか訪問看護は入れないと思われがちですが、初期の段階から専門医とのつながりを調整し、家族をサポートしながら、信頼関係をつくっていき、訪問の頻度は高くなくても、つながっていくことが大事です。なぜなら、認知症で中・重度になってきたときの周辺症状の多彩さに、身体症状が隠れている場合があって、それを見分けられる視点が必要と思うからです。

以前からお薬のことを相談したりして、「時々見る顔なのよ」という安心感があるから近づける。そういうことがあって、実は重症の便秘のために腸閉塞を起こしかけていたとか、周辺症状に隠されていてわからないことがあるのに、それをうまく表現できない患者の代弁者になれるのではないでしょうか。

グループホームと定期的な訪問契約を結んでおくのも有効で、すでに多くの訪問看護ステーションは実践しています。軽いうちからかかわりをもって、中・重度に進行したときにはスタンバイできているという、それを得意とするステーションがあってもいいと思います。

アルツハイマー型だけでなく、ベースに高血圧や糖尿病があって認知症が進んでいる場合は、血圧のコントロールをすれば認知症の進行も少し緩やかになることもあり、糖尿病の管理がしっかりできてそこから非常に穏やかになっていく人もいるのです。ベースになる疾患の管理を、看護の目を通してみるという切り口があると思います。

脳血管性や、糖尿病からくる軽い認知症の始まりには、医療処置はなくても、看護のスキルが生きる分野です。認知症に絡む、①早期発見へのかかわり、②穏やかな経過の支援（家族支援も含めて）、③尊厳ある最期を地域で支援（在宅のみならず、地域で）

という、この一連の流れに、訪問看護が早い段階でかかわり、出会いの機会をもちながら支援していけたらと思います。

どうしたら「健やかに暮らし、安らかに逝く」ことが実現できるのか。生活モデルから見直せる、訪問看護の視点を強化していきたいものです。

救急車を呼ぶということは、どういうことなのか？

ふだん元気ですが、いざというときにどうしたらいいでしょう？

「ぴんぴんころりと逝きたいのですが、ぴんぴんしていて『ころり』と逝ったときには、誰に、どうやって死亡診断してもらえるのでしょうか？」

東邦大学医学部看護学科で開催された市民公開講座「在宅で死を迎えるということ——健やかに暮らし、安らかに逝くために」で講演した際に会場から出た質問です。

また、「父のときは入浴中に亡くなったため警察に連絡せざるをえなかったが、母のときは警察沙汰にならないようにしたい。でも、かかりつけ医は〝すぐに救急車を呼んで病院に行くように〟と言いそうです。救急車を呼ばないと、どうなるんでしょう？」という質問もありました。

ふだん元気で過ごして年齢を重ね、かかりつけ医を必要としなかった方の場合、いざというときにどうしたらよいかと思い悩むことが、この切実な質問から伝わってきます。

いざというときは、かかりつけ医や訪問看護に相談

すでに要介護状態などで、かかりつけ医や訪問看護につながっている場合は、すぐに連絡して往診や、緊急訪問をお願いすればいいのです。

また元気で過ごしていても、年に一回くらいは市民・区民検診などの健康診断を受けて、そのときに、近くの診療所にかかりつけ医のお願いをしておくこと。その際は「いざというときには、家までいらしていただけるでしょうか?」ときちんと聞いておくことが大事、と話しました。

大病院のみにかかっていると、地域のかかりつけ医になかなか結びつかず、いざというときに困ることもある、と付け加えました。大病院の外来は、なるべく紹介患者しか診ない方式に変わってきています(初診時の紹介状の有無で、初診料も異なります)。

地域のかかりつけ医は、病院とのあいだで「病・診連携」や、近くの診療所同士の「診・診連携」で互いの専門をいかした体制をとるなど、地域のなかでの医療体制を整えようという動きは、以前からあったのですが、このところ加速しているように思います。

救急車を呼ぶということは……

しかし、病気と縁遠い暮らしをしている方々にとって、いざというとき、迷った挙句に頼る先は「救急車を呼ぶ」ということ。こう思う方も多いのではないでしょうか？

では、救急車を呼ぶということはどういうことで、何が起きるのか。電話をかける前に、ちゃんと知っておきたいことです。

•「救命・救急」をお願いするということ

救急車を呼ぶということは、「救命・救急」をお願いしたということなので、どのような状態でも、いのちを助ける方向で、行動が起こされます。

救急隊は、患者さんの状態を見極めながら、病院を探し、病院に搬送するあいだは救命救急士の見事な働きで多くのいのちが助かっているのです。

ただ、「救急車で行ったほうが早く診てくれそうだ」「昼間から具合が悪かったのに病院に行かず、夜になってから救急車で外来に行く」といった状況があって、救急外来の混雑ぶりは医師不足もあり話題に事欠きません。

破綻した北海道夕張市で医療再建をめざす村上智彦医師は、夕張市民の救急車の使い方を例に挙げ、「水虫が悪くなって足が痛いからと救急車を利用した市民」を強く叱ったと話しながら、「適切な医療の提供は、使い手の側の責任も伴なう」という話をされていました。

・最期の時が近づいている場合も、望まなくても、医療処置

もし最期の時が近づいているような状態の場合は、どうしたらいいのでしょう。「もうこれ以上の医療は受けずに、静かに死んでいきたい」と願っていたとしても、救急隊を要請したら、望まない医療処置がついてくることになるわけです。

このことを日頃から考えておかねばなりません。身近な人たちと「自分の最期はどうしたいのか」を話し合って、周囲の人にしてほしいことを書き残すなり、きちんと伝えておくことが必要です。

・「検死」になることもあります

また救急車を呼ぶと、到着した時点で心肺停止状態であることがわかると、救急隊は所轄の警察に連絡し、「検死」することになります。

検死は、異状な死ではないことを確かめるための司法上の手続きで、地域・状況によって違いがあります。ご遺体が監察医務院に送られ、司法解剖になる場合と、監察医が現場に来て、検死して異状死ではないと判断して死亡診断書が交付される場合があります。いずれにしても、ご遺体が家族のもとに帰るまでに時間がかかります。

検死の場合でも、かかりつけ医が日頃の健康に関する情報を提供すれば、事態は早く解決しますので、かかりつけ医に連絡することが大切です。

・地域の看取り体制について、市民目線の情報公開を

まさかのときのこうした事実が、もっと市民に伝わっていてほしい。さらに「死ぬときは病院で」と思っている多くの方々に、在宅でも死んでいけるのだと積極的に知らせていきたいと思います。

そのためには、住んでいる地域で、①医療体制がどうなっているのか、②死亡診断書を書いてくれるお医者さんはいるのか、③その調整を担ってくれる訪問看護とどうしたらつながるのか、④そのことをケアマネジャーは知っているのかなどなど、市民の目線で情報公開していく必要があると感じました。

救急車で大病院に運ばれた、がん末期のMさん

・自宅での緩和ケアを希望した本人の覚悟

乳がん骨転移・肺転移の四六歳のMさん。自宅での緩和ケアを希望して過ごしてい

ました。呼吸機能の低下で酸素療法を開始し、痛み止めの量も徐々に増加してきました。咳き込むことが多く、食事量も減ってきています。

彼女には夫と、息子・娘がおり、実の両親と同居していました。少し離れた所に実のお姉さんが暮らし、このお姉さんが病院のことやホスピスのことなど、いろいろ調べて熱心に世話を焼いていました。

Mさんは病状がかなり厳しくなってきた頃に、

「夫は優柔不断なので、大事な決定をするときには姉に相談してほしい。いざというときにはよろしく頼むと、姉には言ってある。老いた両親に心配かけたくないし、子どもには小さいときから自分が病気のために不自由をかけてきたから、あまり重い病状のことは話していない。夫が父親として子どもにきちんと伝えてほしいと思っている。何かあっても自宅で過ごしたいし、いろいろな医療機器をつけることは希望していない」

とこれからのことを予測したかのように、しっかりと話されました。

・「救急車を呼んだんです」急な呼吸停止にあわてた家族

ある夕方「救急車を呼んだんですが」と、珍しく高校生の息子さんから緊急コールが入りました。何が起こったのかと自宅前に駆けつけると、消防自動車が赤い警告燈を回しながらでんと構えていて、救命救急士が乗った、天井の高い、いわゆるドクターズカーというタイプの救急車が今まさに出ようとしていました。

Mさんは二階のトイレで、急に呼吸停止した状態で、学校から帰った息子さんが大あわてで一一九番に連絡したということのようでした。救急隊は二階であること、呼吸が止まっているようだとの情報をもとに、はしご車とドクターズカーの要請になったのでした。

痰の量が増え、呼吸不全が進みつつある状態でしたので、痰が詰まったか、トイレ移動の際に、何か別の変化が起こったのか。連絡を受けた在宅主治医も到着しましたが、救急車を追いかけるかたちでしか対応のすべがありません。

・大病院の救命センターでの困惑

困惑気味の息子さんと娘さんを乗せたタクシーに医師とともに乗り込み、二人に、「実はお母さんの病状がかなり厳しく、病院へ行ってもお母さんとは話せない状態になっているだろう」ということと、「病気のことは二人に心配かけるから言わないでほしいと言われていた」こと、そして「それはお母さんの二人への思いやりだった」

ということを話しました。

到着した大病院の救命センターでは、自発呼吸がないMさんに人工呼吸器の装着がされていました。

大急ぎで駆けつけたお姉さんは、「妹は何にもしないでと言っていたんです。このまま連れて帰りたいです」と言うのですが、「救命救急を要請したのだから」と聞き入れてもらえません。

在宅主治医が、病院の担当医師に「がん末期で、本人の意思としては何もしないことを希望している」とかけ合いましたが、聞き入れられません。根気強く病状を説明しましたら、大学病院の救急部の上司の医師が出て来られました。同じように説明しましたが、やはり決定できません。

講座の助教授が呼ばれて登場し、やっと要望を聞き入れてもらえました。血圧を上げる薬などは一切使わずに、「人工呼吸器のために使った鎮静剤が切れて次をどうするかの時まで、ご家族で十分話し合えるように奥の部屋を空けましょう」と言ってくださり、両親を含めてその部屋に入らせてもらいました。Mさんが言っていた通り、優柔不断な夫はなかなか決められず、部屋のなかをぐるぐると歩き回ります。

・助けて！　夫の腕のなかで息を引き取る

そうこうしているうちに時間が経過し、予定した時間よりも早く、Mさんは覚醒しました。誰もが信じられないような力で、自分の口に入った挿管チューブを外し、夫に向って手を伸ばし「助けて！」と叫びました。

モニターには呼吸器が外れたサインが現れ、ばたばたとスタッフが部屋に入ってきましたが、助教授が手で制止し、Mさんは夫の腕のなかで息を引き取っていかれました。「助けて！」と言わせてしまったねと、お姉さんと反省の会話をしましたが、後で聞くと夫には「助け合って！」と聞こえたとのこと。言葉のもつ不思議さを思いました。

救急車を呼ぶということはこういうことであり、Mさんの場合は医療者が後追いでもかかわることで、家族との交流がもてる結果にはなったのですが、そうはいかないことが多いと思います。

救急車を呼ぶということはどういうことか、呼ばないときはどうするのかも含めて、もう一度考えてみたいと思います。

もうちょっとそばにいてくれないかしら?——一人暮らしを貫いて

一人暮らしを長く続けてきたYさん(七七歳)。以前から腰が痛いとマッサージに通い、だましだまし暮らしていたのですが、とうとう立てなくなり国立病院を受診しました。診てもらったところ、子宮がんが骨盤内に広がっており、入院して検査の結果、脊椎にも浸潤していることがわかりました。末期状態と診断され、近くにある一般病院に転院ということになりました。

尿道に管が入っています。これは病気の影響で腎臓や膀胱にも影響が出ているため、またトイレに行くのも大変なために必要とされた処置でした。

腸閉塞の状態にもなり、高カロリー輸液も入っていますが、本人は「できれば口から食べたい」と思っていました。しっかり痛み止めを使い、また下半身の麻痺もあって、当初より痛みは軽くなっています。

どうせ白い天井を見て暮らすなら、自分の家の天井を

七〇歳を過ぎるまで、いろいろな仕事をしてきたYさんは、町内会活動の経験もあり、同じ団地で、一人で死んでいく住民の姿も見てきました。七〇歳のときに献体登録し、遺骨は信濃の善光寺に葬ってもらうように手配して、いざというときの備えをしています。親類もいないわけではないけれど、遠く、高齢でもあり、頼る気持ちはありません。

病気のことは十分に説明を受けていましたので、先の長さも察していたようです。Yさんは「どうせ白い天井を見て暮らすのであれば、自分の家の天井を見て暮らしたい」と強く希望し、それを受けて、地域のケアマネジャー、訪問看護、訪問介護、福祉用具、そして訪問診療の医師がチームを組み、在宅ケアが始まりました。

なじんだ自宅への退院

自分の家に帰ってきても、下肢が動かず、室内すら移動は難しいのですが、「なじんだこの部屋に帰ってきて本当によかった。眺める天井のしみもいとおしい」と、Yさんはベッドのなかでうれしそうです。

経済的に困窮しているため、生活保護を受けています。介護保険のサービスを使うには限度があります。近所の方が助けてはくれますが、それも、病状の厳しさから、なかなか以前のような気楽さがありません。

一日二回のヘルパーの訪問に、医療保険で入る訪問看護のケア。うまく連携を取りながら二週間が過ぎていきました。

最期の時間についての相談

徐々に食も細くなり、うとうとと眠る時間も多くなりました。

Yさんに再度確認です。

「会いたい人や、知らせておきたい人はいませんか?」

この問いに対してYさんは、

「もう十分。たった一人で死んでいくのに悔いはないの。皆に迷惑かけるかもしれないけれど、これが私の最後のわがまま、希望なのよ。だから、死んでいたらあわてずに、この紙に書いてあるところに電話して遺体を引き取りに来てもらってね。部屋の始末は、ここの住宅局(自治体)の人がしてくれるでしょうから……」

訪問する看護師も、ヘルパーも、鍵をかけないことにしているYさんのドアを開けるたびに、生きていてくれることにほっとし、いざというときにはあわてないように心を決めました。何かあったら、まず訪問看護ステーションに連絡し、そして医師に連絡し、決して救急車を呼ばないことにする、そういう申し合わせがされました。

気ままな一人暮らしを選んだのは自分だから

「一人暮らしは今に始まったことじゃないのよ。気ままを選んだのは自分なんだから」と話されます。そう言われても訪問を終えるたびに、「このあと何時間も一人だよなあ」と、後ろ髪を引かれる思いでドアをそっと閉め、気持ちを切り替えて次の訪問先に向かったのでした。

それはかかわっているヘルパーも同様で、「あのままで本当にいいんでしょうか?」と、ケアマネジャーを通して不安や気遣いが伝わってきます。

高カロリー輸液も外して、口からの摂取のみになっていますので、徐々に衰弱していっていますが、痛みはなく、とろとろと眠る時間が多くなっています。

目を開けたときには、冷たいアイスクリームを少し食べたりしています。アイスクリームにもこだわりがあり、「グリコの抹茶アイスがいい」と、厳しい状況なのに穏やかにしっかり自己主張できるのも、Yさんならではのことでした。

ふっと目が覚めたときにすぐに対応できたら、アイスクリームをもう少し食べられるのにとか、自分では身動きが取れないので、腰がだるいのではないかとか心配でしたが、私たちのそんな心配をよそにYさんは、「エアマットが入ってとっても楽になった。病院のマットよりもずっと楽だ」と言われます。

もうちょっとそばにいてくれないかしら?

どうしても止められない消化管からの出血や、子宮からの不正出血が増え、血圧が下がってきました。

午後の訪問時に、うとうとと眠っているYさんが目を開けたので、用意してあった抹茶アイスを少し口に入れました。するとおいしそうに飲み込みました。しばらく言葉少ないなかで、Yさんのおいしそうな表情の動きと、むせ込まないかと喉の動きを注意深く見ながら、片方の手をさすってそばに寄り添っていました。

もうすぐ一時間ほどの訪問時間が終わりかけるというときに、Yさんは初めて

「もうちょっとそばにいてくれないかしら?」と小さい声で言いました。

次の訪問先も、気になる状態の方でした。

私は「電話をかけてきてもいいかしら?」と、Yさんに許可をもらい、少し遅れる旨を次に伝え、Yさんのそばにとどまることにしました。

それでも限界があります。Yさんが寝入ったのを見届けて、そっとドアの外に出ました。無性に涙がこみ上げました。あんなにしっかり意思表示して、一人を選んで生きてきたYさんでも、やっぱり寂しくなることがある。それがさっきの言葉なんだと。

その人はどうしたいのか? 希望をしっかりと聞き取り、添っていく

それから二日後、Yさんは前日に訪問した看護師が「そろそろかな……」と気遣い、いつもより早めに訪問したその朝に、まだ温かく、さっき息を引き取っただろうと思われる状態で亡くなっていました。看護師は医師に連絡し、医師は外来診療の始まる前の時間だったので、すぐに駆けつけられ、死亡確認されました。

その日は土曜日でした。Yさんが献体の申し込みをした大学病院は休みでしたが、電話連絡から一時間も経たないうちに、ご遺体を引き取りに来てくれました。そのと

きの丁寧な対応は今も印象に残っています。

「Yさん、約束は守れましたよ。どうぞ、ゆっくりお休みくださいね」

ご近所の方々と、ヘルパー、訪問看護師でYさんをお見送りしました。

最期にそばにいられる仕組みを

一人暮らしを貫き通すということはこういうことなんだと、Yさんの生き様に教えられました。

よく「在宅での看取りは、経済的にゆとりがないとできない」「一人暮らしでは自宅には帰れない」と言われます。実際に帰れなかった方も多くいらっしゃいます。でも、終末期にその人はどうしたいのか？　その人の意思をしっかりと聞き取り、希望に添えるように工夫していくことで、できることも多いのではないでしょうか。人生の終焉、最期の幕引きにあたって、大切なことがその人抜きで決められていくことの恐ろしさを感じます。

そして、人生の最期の大切な時間を、誰かそばにいてほしいと思うときは、その希望を叶えることができないものでしょうか。最期の二四～四八時間に、本人が希望するなら、看取りのできる誰かが付き添う仕組みがあると英国で知ったときに、これだと確信しました（マリーキュリーナーシングサービス）。

これから日本でも、一人暮らしの在宅ケアを支えるためには、最期の看取りの付き添いがあれば、もっと心丈夫でいられることでしょう。人が生を得るときには、陣痛の長いあいだ、家族や助産師が付き添うように、人生の最期も、看取りの心得のある誰かがそばについていられる仕組みが、あっていいと思うのです。

いのちの自然な終わり——最期の時間の過ごし方

がんで亡くなっていかれる方は、病状がドラマティックに変化し、テンポがあまりに早く進んでしまって、遺された家族は「もっとできることがあったのではないか」とあとからさまざまに思い悩むことがあります。

一方、重篤な疾患はないけれど身体が不自由になり、認知症もあって介護が必要となった高齢の方は、いわゆる老衰という自然な経過が、終生（ターミナルまで）長く続きます。家族の方にしてみれば「先が見えないトンネルに入ってしまった」ように感じられ、誰かに助けを求めたいと思うけれど、なかなかそうもいきません。

そのような状況のなかで、いよいよターミナル期に入ってきたEさんのケースを紹介します。

穏やかな日々を遺して、Eさんの自然な旅立ち

Eさんは、長らく国語の教師として働いてきた方で、教職を退かれてからも変わら

ずに毅然とした生活態度で過ごされてきました。

ところが九〇歳頃から認知症が始まりました。何かが見つからないと「なくなったのは誰かが盗ったのだ」と被害的になり、一人娘のお婿さんに対して攻撃的になって、一緒に暮らしている家族のつらい思いがしばらく続いていました。

前々から便秘気味でしたが、家族だけでは対応できず、便秘の解消と「家族がいくら勧めてもお風呂に入らない」ということで、訪問看護が入るようになりました。

・九〇歳、夏の暑さを乗り越えて

それから、毎年のように夏には脱水気味になり、そして眠りがちになって、食事もとれなくなってしまいます。夏の暑い盛りには、毎年「今年の夏は越せるかしら」と家族は心配していました。そうして一つ夏を越すたびに、「今度はお正月ですね。風邪をひかないようにしましょう」と訪問看護を続けてきました。

・九七歳、七二時間リズムの日々

いろいろなことがありましたが、在宅ケアの七年が過ぎました。

九七歳ですから、超高齢者です。家族の方とお風呂に入れていたのですが、あるとき、よく見ていないとわからないような軽い痙攣発作が起こりました。何が原因で起ころのか、たぶん脳血管が軽く詰まったようなことと思われるのですが。

それから少しずつ元気がなくなって、食べることもできにくくなり、眠ることが多くなりました。そのリズムは七二時間ぐらいの周期で、ずっと起きていたかと思うと、ずっと眠り、またずっと起きているという、その起きているときには少し食べたり飲んだりができ、次に寝ているときは「息をしているかしら?」と心配になるほど、という状況のくり返しでした。

Eさんが起きているときには、「食べさせなければ」と、七〇歳の娘さんはさまざまな工夫をしていました。山芋をすりおろして、それを薄くのばしていろいろなものに混ぜて、それで喉の通りがよくなるようにしたり、シチューの具材を全部つぶして、離乳食のようにしたりというように。一回の食事に二時間くらいかかり、眠らないように声をかけながら一匙あげ、二匙あげという食事介助がしばらく続きました。

•「息が止まったようです」緊急コール

ある朝、「息が止まったようなので、すぐに来てください」という緊急コールが入りました。痙攣発作がちょっとあって、体力がだいぶ落ちてきているので、「何か大きな変化があるかもしれませんね」と言ってから二か月が過ぎていました。駆けつけると、訪問診療の医師も来ていました。私は、てっきりそのまま亡くなっていると思っていたのですが、どっこい、九七まで生きた人はたくましく、お孫さんが水泳のときに習ったという人工呼吸をやって、息を吹き返していました。

ですが血圧は低く、全体の反応も落ちています。

「救急車で病院に行かれますか。それともおうちでこのままみられますか?」と家族に聞きましたら、Eさんは病院が嫌いだったし、ここまで面倒を見てきたので、家でみたいと言われました。

「では、一両日でしょうから、もう食べたり、飲ませたりを無理にしたら、かえって危険なので、お口のなかをきれいにします。そのあとはよく見ていて、息と息のあいだが長くなったり、顎《あご》がガタンと落ちるような呼吸になってきたら、そろそろですので、心配でしたら訪問看護ステーションに電話をください。今度は、本当に息が止まったときでよいので、ご家族でしっかりお世話をしてください」とお話しして戻りました。

夜になっても、電話はかかってきません。

・最期の一二日間をありがとう

次の日の午前中に訪問しました。

Eさんは目をパチッと開けてまわりを見回したりしています。血圧は上が八〇、下が四〇と低いままです。脈は、最初の時点で七〇ぐらい、少し乱れていましたけれども、もともと不整脈のある方なので、穏やかに寝ていらっしゃいます。そういう状態で七〇歳の一人娘さんが必死でみていらして、そこにお孫さんや姪ごさんたちが代わり合ってみているという状況でした。

お小水は、一日一回になっています。病院であれば「お小水の量や回数が減ったらもうおしまいです」と、点滴をして酸素を入れたり、いろいろな処置をするところです。ですが在宅では、そういうものを一切せずに様子をみます。ただ、ときどき喉がゼロゼロして、痰が出にくいので、訪問看護ステーションから運んでいった吸引器を枕元に置かせてもらいました。綿棒で十分に口のなかをぬぐい取るようにしたり、身体の向きを変えることで呼吸は楽そうです。

それからの一二日間、ほとんど飲んだり食べたりすることなく、ポカリスエットをシャーベットにしたものや、氷のかけらをちょっと口に入れる。飲み込むけれど、量としてはほとんど入っていない。そういう状態で、ご自宅で穏やかに生きられました。

・いのちの終わる「時」、遺される人への贈り物

一二日目の朝にうかがうと、少し熱が出ていました。そして血圧は、ずっと八〇ぐらいを維持していたのが六四まで下がっていました。脈は本当に乱れていました。

いのちの終わりは、亡くなる前の段階で、いったん脈の数は多くなり、それを通り越すと乱れ、とびとびの状態になっていきます。手足の先が少し冷たくなってきて、チアノーゼといいますが、何となく紫色になっていきます。

「今日かと思いますので、いつでも、どうぞ呼んでください」と伝えながら、家族の方と一緒に身体をきれいにし、おむつを替え、それから次の訪問先に向かいました。亡くなられたのはその日、夕方の五時でした。曾孫《ひまご》さんが学校から帰ってくるのを待っていたかのように、Eさんは息を引き取られました。

茶道の師範でもあったEさんの、旅立ちの支度は和服でした。お着せして、皆でまわりを囲み「本当によくがんばられましたね」と私がねぎらいの言葉をかけたときの、娘さんの言葉です。

「毎日二時間、食事、食事と思って、食事をしないとこの人のいのちが……と思う

から、義務のように毎回あげていたんですよ。でも最後の一二日間は、食べさせるほうがかえって危険だと言われて、口のなかをきれいにして、お水を少しずつあげて、そしてそのまわりで見守りながら皆と話ができた。このゆっくりとした時間が、どれだけ救いになったかしれません」と言われました。

最初に「息が止まりました」と緊急コールでうかがったときに、私は「すでに亡くなっている」と思っていたけれど、そうではなかった。一両日と思っていたら、それも見事に、いい意味で裏切られて、一二日間、まわりの人たちに長すぎず、短すぎず、語らいの時を遺してEさんは旅立っていかれたのです。

人には亡くなるに「時」があり、その「時」を待って旅立っていかれるのだとしみじみと思いました。

•人生のエピソードは山あり谷あり

Eさんが転倒して額に大きな傷ができたことがあります。このときは、病院へ行こうかどうしようかと迷い、行かなくても大丈夫そうなので、透明のフィルムを貼って保護したのです。こうしておくと、たいていは新しい皮膚が下から上がってきて、古い皮膚が剥がれて傷が治ります。ところがEさんの場合は、エコというのか、素晴らしいことに古い皮膚がピタッとそこについて、そのまきれいに治りました。

そういうような、たくさんのエピソードを散りばめての九十七歳です。九〇歳からの七年間の訪問看護のお付き合いも、山あり谷ありでした。その間、一人娘さんのご主人は末期の肺がんがわかり、一時はEさんをショートステイに預けて、ご主人に訪問看護が入っておうちで見送った、そういうことがありながらの最期でした。

落ち着いてお見送りの時をもつ、自然な看取り

もしEさんが最初に呼吸が止まったときに、あっけなく逝ってしまわれたり、救急車を呼んで病院に入院していたら、穏やかな日々を遺して旅立たれることはなかったと思います。Eさんのように、人生の最期に自然に現れるいろいろな症状に対処しながら、落ちついて最期のお見送りの時をもつ、そんな最期の時間の過ごし方があることを、もっと多くの方に知っていただきたいと思います。

もちろん「救急車で運ばなければいけない症状」もあります。緊急救命蘇生処置が必要な状態です。しかし、「救急車で運んだら、どういう結果が待っているか」を頭の隅において、自分の人生の最期をどうしたいかを考えることも大事なことではない

でしょうか。

病院入院中でも，どうぞ触れて，話しかけて，お別れを

在宅でお世話をしていた方が，やむなく入院された場合，病院にお見舞いにうかがうことがあります。かなり悪くなってしまって，「もう時間の問題と言われました」というときには，ご家族のいる時間にうかがいます。

病室に入ると，家族の方たちが，目の前で亡くなっていく方を見守るよりも，モニターの画面を注視している光景を，よく見受けます。

病院では，心電図モニターが多くの場合，装着されています。肉体の死の三徴候は，心停止，呼吸停止，瞳孔の散大の三つですが，そのうち心臓の動きをみるモニターの波形がまっすぐになり，心臓が動いて発する電気信号をキャッチしない状態になって，心電図フラットの状態が，心停止を意味するわけです。

家族の方たちは，最期のお別れのために集まったはずなのに，ベッドの足元のほうにいて，その方にまったく触れもしないで，モニターの画面を見ている。そういう場面が大変多い。患者さんの身体にいろいろなものがついていて，「触ってはいけない」

「病院にお任せしているのだから……」と、家族は遠慮がちです。

ですが、私は「お身体に触っていいんですよ」と話しながら、患者さんの手をさすったり、足の裏を触ったりします。「冷たくなってきているので、少し温めましょうか」と声をかけたりもします。そういうことをやってもいいということを、病室でお話しします。アラームが鳴って看護師が飛んできたら、それまでのことだから、大丈夫です。「耳は最期まで聞こえるといいますから、声をかけてあげてはいかがですか」「手を握って差し上げたら、温かさが伝わるかもしれません」と、ご家族に話し、居合わせた皆でかわるがわる手を差し伸べることもあります。

在宅ケアでは、ご家族に「どうぞ触って、話しかけてあげてください」と声をかけます。そうすると、臨終の場面では、人それぞれとはいえ、見守る多くの家族が、「息がゆっくりになってきた」「肩で息をするようになった」「少し喘《あえ》ぐような、顎が落ちてくるような呼吸になった」「呼吸と呼吸のあいだが長くなった」などと、その様子を語り合います。

つまり、こういう状況が、一人の人が息を引き取るとき、そのまわりで起きているということです。

「ママがんばって呼吸して！」最期のひと呼吸をありがとう

がん末期の五〇代のお母さんを、自宅で看病している二〇代の娘さんから「今、息を引き取りました」と電話があり、訪問しました。

お住まいのマンションのドアをゆっくり開けようとしたら、娘さんが飛び出すように出て来られて、「秋山さん、言われたように、ママは息がゆっくりになって、一度、止まったの。そのときに、『ママ、がんばって呼吸して。息をすることを忘れたんじゃないの』と思わず声をかけたの」と話し始めました。二〇代の娘さんですから、そうやって声をかけたのでしょう。

「そしてね、そう言ったら、ママは大きな息をしてくれたの。『ママ、私たちの声が聞こえたんだ。ありがとう』と言ったら、それからゆっくりになって、本当に息を引き取ったのよ」と。最期の母親とのやり取りを、涙声で、うれしい体験だったと、話してくださいました。

お宅に入り、まだ五〇代の若いお母さんのために、娘さんたちは口紅の色を選び、「ママ、きれいだね。ママは、最期までがんばって私たちに応えて息をしてくれた。本当にありがとう」と涙でいっぱいの笑顔で声をかけ、ケアを終わりました。

九七歳で亡くなられたEさんの最期の一二日間もファイナル・ギフトでしたが、この方の最期のひと息も、娘さんにとってのファイナル・ギフト、お母さんからの最期の贈り物だったと思います。

どういうふうに亡くなっていくのか、看取りの準備を伝える

在宅で最期まで過ごしたいと希望する方には、早めに「死が近づいて、どういうふうに亡くなっていくのか、そのときにどう接したらいいのか、どんな準備が必要か」など、具体的にお伝えします。すると、それに添うように、家族はできることをして送り出してくれます。

そして「ママ、がんばって。息をするのを忘れたんじゃないの」という呼びかけに応えるように、大きくもう一回息をしてくれた——というようなことが起こるのです。

医学的にいえばそれは、チェーンストークスの無呼吸から最後のひと息は、長い時間をかけてもうひと息あるので当然だろう、という解釈かもしれません。が最期まで耳は聞こえています。逝く人、遺される人の人生における、最期の呼吸という事実の意味づけが大事なことと思います。

看取りのプロセスでは、時には、医療行為としての吸引などが必要になるときもあります。口のなかのケアをしたり、スクィージングをしたり、向きを変えたりすることで、ケアが行き届き、痰が絡まないこともあります。

そういう手当て hands on care を十分に行なって、最期の時間を輝かせて見送れるように、私たちも努力していきたいと思います。そういうことを一緒にやってくださる仲間を増やしていきたいとも思います。

動かさないと動けなくなる——廃用症候を防ぐ

高齢の患者さんに現れやすい「廃用症候」「脱水」は、後々重大な結果を招くこともあるので、よくよく気をつけなければなりません。病院でも、在宅でも。

急性期症状の対処のために入院して二〜三週間ベッド上の生活をしただけで、心身の働きががくんと落ちていることに気付きます。それが廃用症候です。そして退院となると、退院後の生活に即したリハビリが必要です。ここがうまくいかないと、廃用症候のまま寝たきりになり、さらにさまざまな合併症を引き起こしたり、意欲が失われうつ状態となってしまうことさえあります。

退院後の在宅ケアにつないだときに、在宅ケアチームがどう動くかが問われます。地域のサービスの組み合わせをどう使うのか、介護者の姿勢、家族の介護力も考慮します。

家族介護が整わないとき、ショートステイの生活リハビリで準備

家族介護者が高齢であったりして介護力に期待できないときは、どのようなサービスを組み合わせるかで、結果は大きく違ってきます。ここはケアマネジャー次第ですが、このときに訪問看護の視点（病態をふまえてアセスメントし病状を予測できる）を、きちんと伝えていきたいと思います。

家族の介護体制が整わない場合は、施設のショートステイをお願いし、適切なリハビリができたところで自宅に戻るとスムーズです。

二週間ほどのリハビリで、①トイレに行ける、②座って食事がとれる、③会話が増える、④薬がきちんと飲める、⑤排泄パターンがわかりリズムがつく、などができる状態になっていると、在宅での生活プランを立てることができます。帰ってからもこの状態が維持できるよう、在宅の受け入れ準備としてリハビリの継続を考えます。訪問サービスとデイサービスなどを組み合わせるとよいでしょう。

こうすれば、たとえ老老介護であっても寝たきりにならずに、うまく元の生活が送れるようになります。

「寝ていては、寝たきりになりますよ」と、入院中も、在宅でも話す

患者や家族には、「寝ていては、寝たきりになりますよ」と、しっかりと話します。多くの方が、とくに高齢者は、「病気になったら安静が一番、安静が大事」と思っているからです。

このことは入院中から、病院の医師や看護師によって説明される必要があります。そして急性期病院は、廃用症候予防のためにも、できるだけ早く在宅へ帰す算段をされたほうがいい。病院での退院調整・退院支援が進んできていますから、一緒に組める在宅ケアチームとのネットワークをたくさんもつことが重要ではないでしょうか。

治療効果と廃用症候デメリット、両面から考える

入院中に毎日五〇〇mlの点滴をしただけで、廃用症候を起こした高齢者もおられました。点滴のあいだ、安静にする時間が長かったためです。

医療は、治療効果と廃用症候の諸刃の剣でもあります。「その患者さんに今、何が必要なのか」治療の効果と廃用症候が出るデメリットについて、医師の視点と看護の視点でディスカッションが求められています。在宅ケアで見えることと、病院から見

えることでは視点の違いもあり、解釈が違ってくるかもしれませんが、少なくとも訪問看護がかかわるケースでは、何かしらのアプローチをし、廃用症候を予防するケアを行なっていきたいと思います。

廃用症候・寝たきりへの道

脱水による症状は夏でも冬でも、屋外・室内を問わずに起こります。

とくに高齢者は、脱水気味になっていても自分からは表現せずにいることが多いので、「ボーっとして元気がない」「うつっぽい」「トロトロ眠っている」などの異変に、周囲が気付くことが大事です。

- 脱水、点滴、安静、譫妄《せんもう》、抑制

軽い認知症で活動的だった方が、脱水を自分で訴えることができなくて、身体的な症状がいろいろ出てから発見され、救急車で運ばれました。脱水でしたので、点滴を一本すると、干上がった草木に水をやるがごとく元気になります。

ところが、本人にしてみると、ボーっとしてよくわからない状態で救急車で運ばれ、病院で治療を受けて水が入って元気になって、気が付いたら病院です。

「どうして自分はこの仕切られたカーテンのなかにいて、ベッドに寝ていて、身体には何やらいろいろくっついているのだろう」と驚くのも無理ありません。即座にチューブを外し、ベッドから降りようとし、その結果転んでしまったりします。すると今度は「チューブを抜くから」と手を縛られたり、誰か付いていなければなど、大ごとになっていきます。

そういう事態を避けたい。それは、そこから先転がり落ちるように、寝たきりになってしまうことがあるからです。

病院で「脱水」と診断され、点滴治療を始めたとたんに「譫妄」というちょっと混乱した状態が起こる。すると「譫妄で動き回ってベッドから転落させてはならない」と抑制するかたちでベッドにくくりつけられる。これは病院側から見ると転倒して骨折したり管を抜いて出血したりは、安全管理上困るので「いたしかたない」、そうせざるを得ないところもあるのですが、安静を強いることは、廃用症候につながります。

良し悪しは別として今の日本で「病院というのは、こういうところである」ということをいつも頭の隅において、「こういう状態の人を、病院に運んだらどうなるのか」のデメリットも予測しつつ、在宅ケアに入っていくわけです。

・飲み込み困難、嚥下《えんげ》力低下、胃瘻《いろう》、腸瘻《ちょうろう》、安静

また、認知症の方は、何か味のついたものが口のなかに入ってくると、ゴクゴクと急いで呑み込んでしまい、誤嚥になったりします。逆に、口のなかに溜めて、ナッツでほっぺを膨らませたリスのように、呑み込まずにそのまま寝てしまうということもあるのです。そうなると、食べ物が唾液と混じって細菌の繁殖培地のような状態になります。それが気道に入ってしまうと、誤嚥性肺炎を起こして重篤になり食事が止まることになる……。

このようにして「この人は、嚥下能力がない」と評価され、それが二回、三回と続くと、「口から食べるのはあきらめましょう」「点滴だけでは栄養が保てないので、胃瘻にしましょう」『腸瘻にしましょう』という話になっていきます。そうしてずっとベッドの上で安静を強いられ、廃用症候の道へ。こういうケースも少なくありません。

脱水が起こる前までは、散歩に行って、近くの公園で朝のラジオ体操に参加していた人が、一気に坂道を転がるごとくに悪くなっていって、寝たきり状態がつくられる。食べるために口を動かすことがなくなるので、発語障害がなくても、言葉も出にくくなります。

胃瘻になって、人とのかかわりが極端に減り無表情の状態で病院にいて、それから退院の話が出ますが、そこからも大変です。

家に帰ってからの胃瘻・腸瘻の取り扱いは、原則的に「家族または医療者」に限られるために、ヘルパーは扱えません。ショートステイやデイサービスも「胃瘻の枠」が少ないので受けられなくなります。そうやって行きどころがなくなって、療養型病床群や医療対応の有料ホームに送られていきます。

脱水症状は早め発見、早め対処のケアの力

そこで、できれば脱水を、軽い症状のときに見つけて、早めに手当てをして、環境が変わらないところで暮らせるように工夫をしたら、もっと多くの方がもうちょっと穏やかに、最期の時を迎えるまでの道筋ができるのではないか。私は、在宅で訪問看護をしている者として、非常に感じているところです。

脱水は静かに進行していき、気が付いたときにはいのちにかかわる事態ということもあります。早めの発見、早めの対処が重要です。

水分補給飲料も、高齢者の脱水予防用の一回量が少ない扱いやすい製品が出ていま

す。少し冷やしたり、シャーベットにしたり、とろみをつけたゼリーにしてスプーンでというもの。すでにゼリー状になっていて押し出すかたちのものもあります。こういうもので水分を補給できれば、すぐに入院・点滴に走らなくても、自宅でゆっくり回復できます。

また、脱水が起こって、ボーっとして、飲み込む力が落ちて、嚥下反射が落ちると、食べ物がむせます。それには、おかゆとか、おも湯とか、その前に少しお水をあげてみたり、と段階的にやっていけばよいのです。

ただ、病院では、ケアの手が足りなくて、こういうことがなかなかできません。それで、流動食になって、自分で飲めそうだとセットするだけで介助なしのことがあります。そうするとまた誤嚥する事態となることも多いわけです。

病院で、高齢者が身体を硬くしたまま、胃瘻の経管栄養がずらりと並んだ病室に寝かされている光景を見聞きします。それまでにかかわってきた誰も、決して悪意があってそこに至ったわけではありません。みな、よかれと思って入院させ、治療し、介護してきた。であるのに、その最期のところが、残念ながらそのような光景になるのです。

そこに至る前の段階で、もう少し人間らしく end of life care というか、人生の最期のケアをきちんとしてお見送りをしていきたいと思います。そのための入り口で、考えたいことの一つが脱水の予防です。

「聞き書き」との出合い、そして明治の母の看取り

二〇世紀末に北海道から始まった「聞き書き」という運動があるのですが、ご存知でしょうか。かつて北海道の開拓に入った方たちが、二〇世紀の開拓の歴史を二一世紀に語り継ごうと、始めた運動です。開拓時の思いやいろいろな出来事を、次の世代に遺していきたいと、北海道庁と北海道新聞が懸賞をつけて、「聞き書き」のコンクールを行ないました。

その講師をしている小田豊二さんが、秋田で「秋田聞き書き学会」を発足させるということが、毎日新聞の「ひと」欄に紹介されていました。

明治生まれ九一歳からの聞き書き、新聞記事からテレビの縁へ

その頃、私の母は九一歳で、秋田で兄の一家と暮らしていました。明治四三年生まれの母には、まだまだ語り残しておきたいことがあるのではないかと感じてはいましたが、不肖の娘の私は東京で飛び回って仕事をしていて、秋田に帰ってゆっくり話を

聞くことができずにいました。

私は記事を読んで、「これだ!」と思いました。聞き手が家族の場合は、「それは前に聞いた」とさえぎったり、耳をふさいでしまったりしかねないので、できたらまったく知らない人に母の話を聞いてもらって、小さな冊子にでもできればと思ったのです。

「ひと」欄に載った「秋田聞き書き学会」へ、ぜひ聞き書きに入ってもらいたいと依頼しました。

すると、同じ毎日新聞を見ていたNHKの若いディレクターが、ドキュメンタリーをつくりたいと、小田さんのところへ取材に入ったのです。北海道の取材のあと、秋田で聞き書きが進んでいく様を撮りたいと、カメラが入ってもいいという取材先を探していました。ちょうどそのとき、私のほうから、母のところへ聞き書きに入ってもらいたいと言ったものですから、まわりまわって、母に聞き書きが入るところが番組に取り込まれることになりました。

死にゆく人を見送る作法

私の姉（つまり母の下から二番目の娘）は四一歳で、末期がんで亡くなっています。（第一章参照）

・「言い残したいことはない？　頭がはっきりしているうちに」

明治生まれの母が、秋田から出て来て娘の看病をするのですが、その看病をしているときにさまざまに声をかけた内容とか、孫に対して言ったことの内容が、何の理論も教えられていなかったのに、「耳は最期まで聞こえているよ」と、最期まで語りかけ、孫たちにも、「お母さんに声をかけるように、手を握るように」というのです。なおかつ、あまりに急なことで告知をされていなかった娘に、母は、

「頭がはっきりしているうちに言い残したいことがあったら、はっきりと言っておきなさいよ。わけがわからなくなってからでは間に合わないから」と言うわけです。つまりは、余命があまりない、そういう病気であるということで、病名は言わないけれども告知をしたのと同じことだったわけです。

それに対して姉は、たぶん病院だとなかなかそういう会話はできないでしょうけれども、家に連れて帰っていましたので、「悔しいなぁ」ということを言います。姉は、

今まで、いろんなことを子どもにも言いすぎたので、もう何も言うことはないけれども、先に死んでいくというか、死ななければいけないことは、悔しいなぁと、母には言っていました。

・「思う通りに、元気よく」

そういう会話をくり返しながら、最期には肝性脳症が起こって、意識がなくなっている状態のときに、母も疲れが出て秋田に帰ることになりました。

帰る前日に、もう意識のない姉の耳元で「あなたの好きなときに、思う通りに」と、秋田弁で「まなぐおとせよ」と声をかけて、母は秋田に帰ります。「目を閉じろ」ということで、要するに「死んでも大丈夫だ」ということです。そのときに言った言葉が、「そのときだって、元気が要るに違いないから、元気よく旅立って行きなさいよ」という言葉です。

自分より先立つ娘に、「元気よく死んで行きなさい」というのは何ごとかと思いますが、母にあとで聞きましたら、昔の人は、皆、そういうことをやっていたのだそうです。もう助からない病気だとか、病気が重くなったときには、思い残しがないように話を聞いて、そして送り出すのだと。だから、何も自分は特別ではないと。

・「いつでも旅立っていいよ」

そういう内容を、聞き書きのボランティアに語る場面がテレビのなかにしっかりと映っておりました。私は、その内容を少し聞いてはいましたけれども、母の口から、十数年経ってそのことを聞き、また語ることで少しホッとしたような母の表情を見ました。

親に先立つ不孝というか、姉も母の前ではなかなか息を引き取れなかったのではないかと思うのです。母が秋田に帰ろうと思って耳元でそうやって「いつでも旅立っていいよ」と言って帰った次の日に、急に血圧が下がって姉は亡くなっています。きっと、許可が出たかなぁと……。先立つ不孝を許されたという思いもあって、緊張感がほぐれたのではないかと。

姉が亡くなるときの様と、それに声をかけている母のことと、それをずっと思いながら十数年経ちますが、母が「昨日のことのように思い出す」と語った、その言葉の重みが画面から伝わってきました。

・自分が死ぬときしてほしいこと

聞き書きをしてくださった方には、母の子どものときの思い出話もたくさん聞いていただきました。

母・栄《えい》は、三人姉弟の真ん中でした。長女は「姉様、姉様」ととても大事に扱われ、弟が生まれたら「男が一番」と言われ、自分は真ん中でいつも割を食っていたというのが、母の子ども時代の話です。お姉さん（私の伯母）はとてもおっとりとしていて、同じ下駄を買っても、姉様の鼻緒はちゃんとしているのに、妹の栄はどうしてすぐに鼻緒が切れるのかと……。いつもそうやっておてんばで過ごしてきた話とか、母が「姉様はお父さんが、弟はお母さんが、だから私はお祖母ちゃんによく育ててもらった」とか。

母を育てたというその祖母は、江戸生まれです。しかも、地方のご家老の娘だったので、母は夜寝る前には「女大学」を聞かされ、「女三界に家なし」を、とことん吹き込まれ「子どものときは親に従い、嫁しては夫に従い、長じては子に従い」と言われて育ったと話しています。

子ども時代の楽しかったことも聞いてもらい、近くの図書館に出かけていくところも撮られたのに、最終的にテレビ番組では、姉の看取りの話だけが、ダイジェストでドキュメントされ、全国に放映されました。

母は、「私は決して不幸なヒロインじゃないんだけど……」と、苦笑いをしていましたが、そのダイジェストされた母の思いのなかに、死にゆく人を見送るということの作法、どういうかたちで私たちは見送っていくのかということ、そして見送った者の思い、自分が死ぬときはどうしてほしいかという場面もあり、大変心に残るドキュメンタリーとしてまとめられていました。

・よく見る、触り、声をかけ、身体のサインを感じる

九一歳の母は、「もう何も言わない存在になっていても、手を握って唱歌を歌ったりすると、手を握り返すように思った」と言いました。ということは、死にゆく人に最期まで声をかけ続けていたのだとわかります。

母はものごとをよく見ている人で、このほかにも、姉は動けないのですが「身体をプルプルと揺するようなしぐさをしたときは、おしっこが出ているときだ」と言っていました。身体から出されるサインを体験的にわかっている。身体を触ったり、声をかけたり、じっと様子を見たり、寄り添いながらそばで見ているというのは大変なことですが、それをしてくれていました。そういう意味では、娘に対する思い入れだけでなく、どこか人生の先をゆく達人として醒めたところもあって、私たちに教えてく

れていたのかなと思います。

支える医療で、健やかな天寿をめざす

柳田邦男さんの文章のなかでは、「明治の母」という、母親の存在が、看病をするときには助けになったと、直接的に手を出してどうこうというよりも、そばにいて話をすることが大事だったということを書いてくれています。

「長寿ではなく、天寿をめざそう」ということを聞きます。天寿というのは、ただ長生きをすればいいのではなく、ギリギリまで元気で、穏やかに、本当に寿命をまっとうして送りましょうという意味です。

「治す医療」から「支える医療」への変換を行なわなければ、この「長寿から天寿へ」という切り替えはできないとも言われています。医療だけでは十分ではない。生活のなかでケアをする人との共同作業によって、旅立っていく人を、最期までいのちが輝くように支え続けたい。ともに手を取り合ってやっていくことが実現できますようにと、願っています。

第三章　あなたの思いを聞かせてください

――喪の作業とグリーフケア

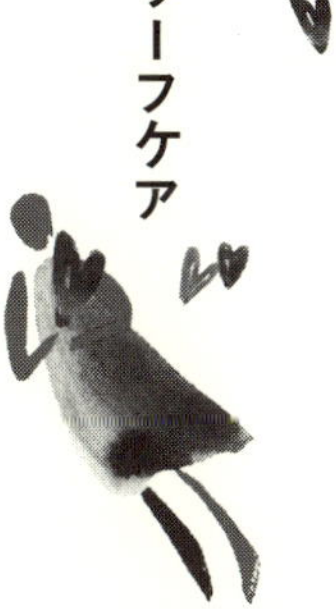

看取りにまつわる個人的な体験から

父と母の自然な在宅ホスピス

私が高校一年生、一六歳のときに、父が亡くなりました。七一歳、秋田の自宅での看取りでした。今、七一歳は若いといわれますが、当時一九六〇年代には、高齢といわれていました。私は父が五五歳のときに生まれた九人きょうだいの末っ子です。前日まで、鼻歌まじりに自分でヒゲを剃っていた父親が、枯れるように亡くなっていきました。

呼吸が間遠になり、やがて、大きく息をしたかと思うと長く止まり、もう一度と思ったときに、顔の色がスーッと変わるように穏やかになり、呼吸も心臓も止まってしまいました。本当にスーッと、消え入るような息をして、皆が見守るなか、父は亡くなっていきました。「これって、死んだ、のだなぁ」と、あまりに客観的すぎて、自分の感情がなぜ動かないのだろうと戸惑ったことを鮮明に覚えています。その後、看護を学ぶなかで、「あれがチェーンストークス呼吸であったのだ」とわかりました。

近くの病院の医師が往診かばんを下げて、小さな酸素ボンベを持って来てくださったように記憶しています。モニターのない八畳間の布団の上で、心臓マッサージも、人工呼吸もしませんでした。静かに脈を取られて、「ご臨終です」と告げられました。父ががんであると知らされておらず、すぐに死んでいくともわからないままにいた一六歳の私。父が息を引き取ったあと、淡々とことが運ぶのを、そして兄たちが男泣きに泣くのをただ横で見ていた自分を、昨日のことのように思い出します。

父は亡くなる一年半前に、胃を部分切除していました。そのときすでに、がんが膵臓などに転移していて、「長くて半年、短ければ三、四か月」と告げられていたようです。この話は本人には知らされていませんでした。今でこそがん告知が当たり前ですが、一九六〇年代のしかも七〇代では（高齢であるので）、告げないほうがいいという判断であったと思われます。

手術後は軽い左麻痺と、今でいう認知症状が発症していました。父は、立ち働く母の後ろを子どものようについて回り、不安や気の小ささがそのまま表れて、人が変わってしまったように見えました。

後年、母から聞いた話によれば、失禁もみられ、当時は、大人用のオムツなど、ましてや紙オムツなどなく、ネルのお腰やビニール風呂敷などで、失禁対策をしていたということでした。そんなこととはつゆ知らず、何だかおかしな様子の父を受け止められずに、小馬鹿にしたようなことを言って、私は母に叱られたものでした。

亡くなってから一か月半ぐらい経って、父はがんで亡くなったのだと、母が話してくれました。

「余命は三、四か月と言われたのを一年半、家でゆっくりとみてあげられたので、あれで十分に見送れた」と、母は一六歳の私と、その後四一歳で亡くなる一番下の姉(当時一八歳)に淡々と話してくれました。

それは、母自身が夫を亡くしたあとのグリーフケアを受けなければいけない人であったけれども、自分はさておき、まだ高校生の子どもたちにグリーフケアをしてくれたのかなと感じます。

「病院にいても同じだから」と、父を自宅に連れ帰って、細やかに面倒をみた母の偉さを、今さらながら敬意をもって思い出します。

医療機関における死亡割合の年次推移

医療機関において死亡する者の割合は年々増加しており，昭和 51 年に自宅で死亡する者の割合を上回り，さらに近年では 8 割を超える水準となっている。

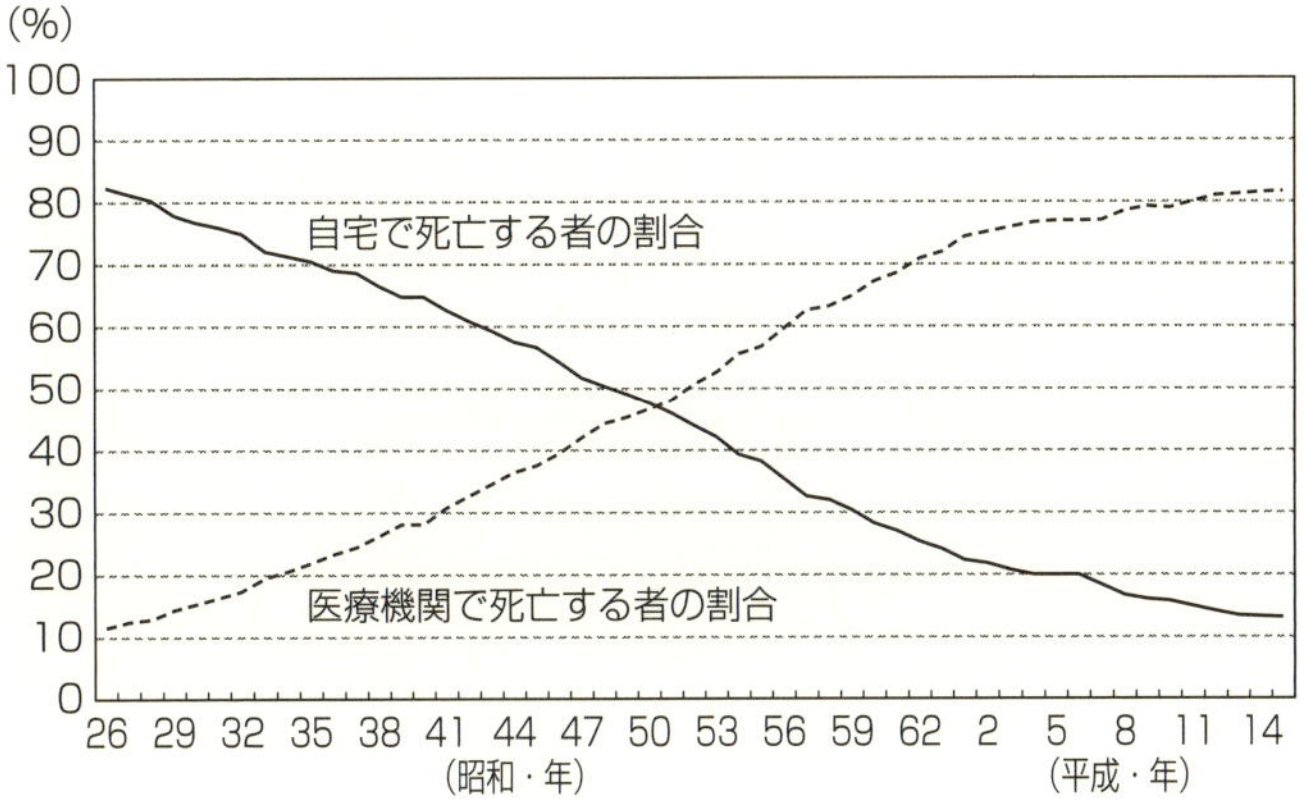

資料：「人口動態統計」（厚生労働省大臣官房統計情報部）

「皆そうやってみるのが当然だった」

「昔は、人が亡くなるのを、自然と受け止められるような経験が皆にあったからね」

明治生まれの母は、たいしたことはしてこなかったかのように話します。

今思えば、これが、がん患者のしかも高齢の在宅での亡くなり方の実際だったのです。つまり在宅ホスピスを自然と実践していたのです。

もっといろいろ知っていたら、私にもきちんと世話ができたのではないか、知らないばかりに母に苦労をかけた、との後悔の念から、私は進路を変えて看護大学に進学しました。

そこから、私の医療への道がスタートしました。

姉の死に間に合わなかった甥の悲しみ

その後、一九八九年の春に、五六歳の姉が喘息の重積発作を起こして救急搬送され、人工呼吸器を装着されたものの助からない状態で、病院で亡くなりました。この姉はそれまでにいろいろな病気をしておりましたので、仕方のない結末だったのかと、私自身は思いました。

ですが、東京に遊学中で、母親の死に目に間に合わなかった甥が、深い悲しみのなかにありました。彼を慰める立場であると思った私は、突然の死は、あとあとまで悲しみが深く、簡単に慰められるものではないことを思いながら、甥の成長を傍らで見守ってきました。

十分な看取りの時間が、悲しみからの回復につながる

そしてそれから一年経つか経たないかのときに、今度は私が一番親しく育った二歳上の姉が、四一歳のときに突然、転移性の肝がんで、余命一か月と診断されました。一九八九年のことです。

姉には中学生と小学生の二人の子どもがいました。その子どもたちに、母親の生きる姿をちゃんと見ておいてほしいということと、病院にいるより自宅のほうが、本人の気分も変わっていいのではないかということで、在宅の道を選びました。最終的には病院へ入りましたが、それまでの在宅での経験――余命一か月と言われたのが四か月半ぐらい――、たった三か月延びたその期間は、非常に価値あるもので、どれだけその後の悲しみからの回復につながっていったかと思います。

子どもたちも、義兄も、十分看取れたという気持ちがありました。いのちの最期の時間のケアが、遺される側にとってもどれだけ大切なものかということがわかりました。

慰められることが、かえってつらい時期もある

このときに、皆さんは「四一歳で亡くなってしまうなんて、若くてかわいそうですよね」「まだお子さんも小さいのに……」「本当に大変でしたね」と慰めてくださいました。

が、そうして慰められることが、かえってつらい時期もあるのだということを、自分自身で気が付いていていました。

悲しみを人に語るにしても、語る時期があります。そのような心の深いところにある悲しみや痛みを考えたうえでないと、グリーフケア（喪の作業と悲しみへのかかわり）は成り立たないと思うようになりました。

グリーフケアはどうあるべきか、個別のケアにどう対応していけばいいのか、日々考えるきっかけは、こうした個人的な体験のなかにもあります。

グリーフケア――個人的な経験を話すことが、人を動かす

医師であり、作家でもある永井明さんの最期の一〇日間に、かかわらせていただいたことがあります。

亡くなられてしばらくしてから、永井さんの奥さんに「ご自分が家族として見たことを看護学生に語ってもらえませんか」とお願いしました。

奥さんも医師でしたから、何か普遍的なことを話さなければいけないのではないかと思われて、「非常に個人的な体験ですが、それでいいのかしら」と聞かれたので、「まったく個人的な体験でいいので、ぜひ語ってほしい」とお願いしました。

つらい思いを話していただくのは大変かもしれないけれども、と申し訳なく思いながら、私の職場の訪問看護ステーションで話していただいたのです。

世界が仮想空間に見え、自分が自分でない気がした

そのときの永井さんの奥さんが話された、ご遺族としての言葉です。

「世界がバーチャルのように見えた。何かしら、画面のなかを自分が動いているような気がした。自分は動いているけれど、自分じゃない気がした」

奥さんは永井さんの看病のあいだも、亡くなったあとも、まとまった休みを取るわけではなく、医師としての仕事を普通にされていました。社会的な責任がありますし、簡単に休める仕事ではありません。

そうしていたら、

「ある日、何だか涙があふれてしょうがなくて、本気で泣いたら、そのあとから、バーチャルな世界が消えて、普通の世界に戻りました。すごく不思議だったのよ。セピア色に見えた世の中が、また色を取り戻したようだった。ああ、やっぱり彼は死んでしまったんだねって、そういうふうに自分に思い聞かせるというか、そういう体験があった。でも返事の来ないメールを、天国へ向けて打っています」と、五名ほどの学生に語ってくださいました。

話すことがグリーフワークであり、聞く人のグリーフケアにつながる

永井さんの奥さんのお話を聞いていた学生の一人が、そのときは何も質問しなかっ

たのに、実習最終日の最終カンファレンスのときに、自分が小学生のときにお母さんが亡くなった話をしてくれました。

「自分は三人兄弟の末っ子で、お兄ちゃんが受験生で、真ん中のお姉ちゃんも何かで、お父さんは必死で働いているので、とても『お母さんはどうして亡くなったの？』とか、お母さんのことを話題にするのを、小さいながら避けて通ってきました。自分たちの子育てを含めて、きっとお父さんは、大変だったに違いありません。今日、家に帰ってから、『お父さん、あのときは大変だったね』と言おうと思います」と、その学生さんは言いました。

私はその話を聞きながら、すごいことだなと思いました。


それからもう一人の学生は、自分が、看護学生として初めて実習に行ったときに、自分の受け持ちの患者さんが亡くなって、それから二週間ぐらい、何も手につかなくてどうしていいかわからなかったときのことを話してくれました。

「そのことを誰にも話すことができないままに、今日までできました。でも、そういうことってあるんですよね。そういうことが起こってもいいんですよね。そのことを、今日、永井さんの奥さんの話を聞いて思いました」と。

「奥さんはお医者さんでも、身内が亡くなったら、そういう体験をするのだということを知って、私は、自分の体験が別に変なことではないと、今日、肯定されたような気がして、とてもホッとしました」と。

私は、その二人のことを、永井さんの奥さんにさっそく電話で伝えました。

「ご無理を言って話していただいたことで、学生たちのなかに変化が起きました。大きなことだと思います」と。

すると奥さんは、

「私が本当に個人的だと思って話したことが、そうやって人を動かす材料になったということがとてもうれしいです。私も元気が出ました」と応えてくださいました。

つまり、時間をつくってお話ししていただいたことが、彼女にとってのグリーフワークの一端でもあり、その話の内容が、ほかの人のグリーフケアにつながっているということを感じたのです。

悲しみに、仕事としてかかわる

ともに闘った同志として、悲しみと笑いと認め合いと

なんでもないことのように思われるかもしれませんが、語りをうながし、話を聞かせていただくことが、どれだけ大事かということを感じるようになりました。

人はどんなときに、どんな雰囲気や状態があれば、自分の経験を率直に語れるんだろうか？　ことにつらい思い出、親しい人を亡くした思い出は、本当につらく悲しく、感情が揺れる時間となることもあります。

このような「喪の作業＝グリーフワーク」を助けるのが、グリーフケアであり、ときにはビリーブメントケアと呼ばれるものです。

在宅ケアの場面で、訪問看護師が、グリーフケアを意識して遺族訪問を行なう場合は、そのつらい思い出のなかにも「協働者」としての意味があり、悲しみのなかにも笑えるエピソードや、お互いを誉め合える内容があります。

つらい時間をともに闘った同志としての思い出がよみがえり、その語りをうながす

なかで、肯定的な感情に変わっていける。そこに意義があるのではないかなと思います。それをうながしていけるコミュニケーション能力が要求されているのではないかと、私はつくづく思いました。

強い悲しみ反応は自然なこと――四つの課題をクリアしていく

グリーフケア（とくに遺族ケア）について、非常にきちんと表現されているのでここに引用させていただきます。

・遺族ケアとは（引用）

「大切な家族との死別を経験した人々が、適度な期間内に悲嘆の苦痛を享受し、乗り越えられるように、遺族が自らの役割を果たし、故人のいない生活に適応していくための新たな考えや対処方法を学び、低下した自尊感情を立て直し、新たな自己イメージを確立していけるように支援すること（鈴木志津枝、遺族に対する家族看護ケアのあり方、家族看護、四（二）、二〇〇六。」

そして、次の「悲嘆作業の四つの課題」をクリアしていくために、グリーフケアは行ないます。

・悲嘆作業の四つの課題

Worden による死別に適応するための四つの課題（悲嘆作業）

(1) 喪失の事実を享受する
(2) 悲嘆の苦悩を乗り越える
(3) 故人のいない環境に適応する
(4) 故人を情緒的に再配置し、生活を続ける

まず「喪失の事実を享受する」。

先ほどの永井さんの奥さんの話は、喪失の事実を受け入れるには、まだ間がある。でも、「やっぱり彼は死んでしまったのだ」というところに思い至っているというあたりですね。

そして、「悲嘆の苦悩を乗り越え」「故人のいない環境に適応する」。

一人になってしまった。やっぱり誰か、ただ普通の話を聞いてくれる人がいないのよねって。だからメールを天国に向かって打っていると。

そして、「故人を情緒的に再配置し、生活を続ける」。

このような遺族の経験を理解することは、バーチャルな世界で色がない、セピア色の世界を生きていたのが、涙を流して感情を吐露するなかで、色がついて普通の世界に戻ったというあたり。そこらへんは本当に普通の反応であり、異常なことではない。それを永井さんの話から学生に教えていただきました。

さまざまな悲嘆の反応は、正常な反応であって、このことを理解していないと、むやみなグリーフケアが行なわれて、かえって悲しみを深くすることになりかねません。

死別後の生活上の変化――孤立とソーシャルサポートの減少

生活上の変化が、死別後にも起こります。とくに経済的な面、家族関係の変化、ソーシャルサポートの減少は、私たちが在宅で看取られた方のところを後日訪れたときに、あまりの変化の大きさにびっくりすることがあります。

一人暮らしになった方は、孤立した生活となり、そこから軽い認知症が始まりかけていることがあります。ある意味、ソーシャルサポートの減少であり、なるべく早く予防活動に結びつけていかないと、いっそう難しくなってしまう場合もあります。

親しい人を亡くすということは、残された側にも大きな変化が起こる。高齢であればより深くダメージを受けることを理解して、対処しなければなりません。

介護者が、自分の存在価値を取り戻すために

そして、自分が今まで、本当に一生懸命世話をしてきた、そこに自分の役割があると思ってきた方ですと、その役割を果たす対象となる方が亡くなったことによって、「自分自身の存在意義が失われてしまった」ように思うこともあるのです。自己概念の変化があって、自己の価値観を再び見出せるまでは、ケアを必要とします。

看護学生の反応を聞いた永井さんの奥さんが、「自分の話が役立ったという思いは、私自身を元気にさせる」と語ってくださったように、医師として社会的な役割は十分に果たしておられる方でも、自分自身の存在意義を確かめるうえで、ちょっとしたことであってもプラスのフィードバックは役立つ。それはすごく大事なことと思いました。

遺族ケアは、誰に対して行なうのか

「最も慰められなければならない人に行なう」のが、グリーフケアではないかと思います。

リスクの高い遺族、気がかりな遺族、異常な悲嘆反応を示している遺族の場合には、とくに専門的なケアとして必要です。ずっと、いつまで経っても、時間的な経過を追っても、慢性的な悲嘆反応が見られる人、時期はずれの悲嘆反応、四年か、五年経っていても、やはり悲嘆にくれている人。それから誇張された悲嘆反応、逆に何の感情も起こしていないような、仮面悲嘆反応を示している人もいます。こういう場合は、とくにケアが必要です。

この「最も慰められなければならない人に行なう」ケアの一つの例を挙げます。

がんで認知症のCさん（女性）が亡くなられたときのことです。

Cさんの娘さん家族には四歳の坊やがいて、ご両親が忙しいあいだ、Cさんはその子のいい遊び相手になっていました。Cさんが亡くなってしまい、ご主人も、娘さん家族も十分にケアをして看取ったので、悔いはなかったけれども、あるときその坊やが、「おばあちゃんは、僕のことが嫌いになったから天国へ行っちゃったのかなあ……」と、お母さんに言ったそうです。

かかわった訪問看護師と相談して、絵本『わすれられないおくりもの』(スーザン・バーレイ・小川仁央訳、評論社)をお届けしました。お母さんは、その子をしっかり抱きしめながら、この話をゆっくりとその子に聞かせたそうです。そうしたら、何か吹っ切れたように、「おばあちゃんは僕を嫌いになったから……」とは言わなくなった。「小さいながら、安心したようでした」ということでした。

その子にとって、おばあちゃんは自分の友だちで、いつもそばにいてくれた大切な人。その人がいなくなるということは、やはり大きな喪失だったのだと思います。

私たちは、グリーフケアの対象としてまず、ご主人や娘さんのことを思いましたが、一番慰められなければいけない人は、そのお孫さんではなかったかと。そういう意味で、いろいろな家族関係があり、「最も慰められなければならない人は誰なのか」という問いを、頭の隅においておきたいと思います。

グリーフケアを行なう時期はいろいろで、制度上、何も具体的な対応策はありません。抑うつ症状は死別後の一か月より出現し、一年後には一〇〜二〇%まで減少するという研究もあります。日本では仏事にちなみ四十九日頃から一周忌頃まで、遺族訪問をしながらグリーフケアを行なうことが望ましいとされています。

いずれにせよ現在はボランティアに頼らざるをえませんが、ボランティア活動のなかでも大きな意義をもつことであり、もっと大事に考えられていいと考えています。

語ること、表現することの大きな力

グリーフケアに限らず、語ることをくり返していると、混乱していた考えが整理されたり、それまで狭く固定的に考えていたことが、広く柔軟に考えられるようになることを実感します。

語りや、表現することをうながすには、誰かがしっかり聴く「傾聴」が一番と思います。自分で文章にしたり、本を出したりすることをうながすのも、一案です。三〇代の息子さんを亡くされたお母さんが、息子さんの遺稿集をまとめてかたちにされたあと、「息子のことがよく話せるようになった」と打ち明けてくださったことがあります。

語ること、表現することによって悲しみを乗り越え、安心感につながるというプラスの面があるのです。

その一方で、語ることで追体験をうながされ、かえって悲しみを増してしまうこともあります。遺族会に参加したあとなどの変化には、十分な配慮が必要です。

「聞き書き」ボランティア

一人のお年寄りが亡くなると、一つの図書館が消えるのと同じ、ということで、北海道の「二〇世紀の開拓の歴史を語り継ぐ運動」として始まったのが「聞き書き」です。各地でボランティア活動が広まっています。

庶民の歴史を語り継ぎ、書き残すことの意義、回想法セラピーでもなく、傾聴でもなく、「聞き書き」であることの大切さ、とでも言いましょうか。

たとえば私たちのボランティア活動は、こんなふうにしています。

奥さんを肺がんで亡くした七〇代のAさん。半年後に、Aさん自身も肺がんと診断され、奥さんと同じ病棟に入院されました。娘さんが二人いらして、二人とも嫁いで近くに住んでいるのですが、Aさんは何も話さないので、何を考えているかわかりません。

退院後について娘さんたちは、お父さんが一人暮らしをしていた家に帰ってくるなんてとんでもない、という意見をもっています。ですが自宅へ退院することになり、すごくチグハグな状態でAさんの在宅生活が始まり、そこへ訪問看護に入ることになりました。

娘さんからは「母が生きているうちは、母が父と私たちのあいだを取り次いでくれていたんです」「父はいつも黙っているばかりで、それに私たちも話すことがなく、娘だからといっても面倒を見るのは難しい」と聞いていました。

ところが訪問しているうちにわかってきたのですが、Aさんは話したいことがとてもたくさんある方でした。娘さんには話さないけれど、ヘルパーや看護師にはいろいろな話をしてくれます。Aさんは都電の運転士として務めていた方で、いつも都電のレールを輪切りにしたものを手にしています。それは定年を迎えたときにもらったという文鎮ですが、それを撫でながら話をしてくれるのです。在宅酸素チューブをつけたAさんは、「子どもの頃はね……」と、語り始めます。

いろいろと話したいことがあるにもかかわらず、話す機会がなかった。でも、訪問介護、訪問看護、訪問入浴、訪問診療といろいろな業種の人たちが入ることになり、話したい思いが湧いてきたのかと思われます。

そこで訪問看護のおわりの時間に重ねて、聞き書きボランティアが二人態勢で入って話をうかがうことにし、一人の時間の見守りもかねることになりました。そして約一か月、在宅で最期を見送りました。

冊子の表紙ができたのは、亡くなる三日前でした。できあがった表紙を見て、「うん、うん」と何度も頷いて、Aさんは満足気でした。亡くなる前に見てもらえてよかったと思いました。

Aさんのお話を聞かせていただくなかでわかったことがありました。それは、かつて奥さんが入院されているときに、「自宅で過ごすとしたら今しかない」と外泊をしたのですが、その外泊のさいにもって帰った薬に、ベースになる痛み止めが入っていなくて、痛みが出てしまったのです。奥さんは叫ぶように痛がって、結局、救急車で病院に戻り、そのあとすぐに亡くなってしまった。

そのつらい出来事をAさんも娘さんたちもずっと封印していました。だから誰にも何も語れなかった。娘さんたちもつらかったけれど、横で見ていたAさん本人が、本当にとてもつらい思いをされていた。そして自分も同じ病気になって、妻のもとへ行くという。

「そのように考えながら、家に戻ってきたのですね」と、Aさんの気持ちをうかがいながらボランティアは冊子をまとめました。お話を聞かせていただくうちに、娘さんたちも介護に参加されるようになり、自宅で最期を看取ることもできました。

Aさんが奥さんを看取ったあとのグリーフケアが十分でなかったということです。「このことは私たちのところで完結してはいけない。送り出した急性期の病院に、ぜひ伝えていこう」と、できあがった冊子をもって病院に出かけ、Aさんの報告をしました。私たちの報告を聞いて「ああ、そういう人だったんですね」と、Aさんにかかわった医師や看護師にも初めて、Aさんの人となりが伝わったように思われました。

「まんざら悪くなかった」と人生の幕引き

語りたい思いをどう引き出すか？　話したいと思い、次にまた来てほしいと思う関係をどうつくるか？　できるだけ気を遣わせないよう関係づくりをしながら、本当に第三者であり続けることの意義は？　家族でないことを自覚しながら、親しく話してもらえる関係になるにはどうしたらよいか？

こういうことも、聞き書きボランティアと、「語りを引き出す技術が必要だね」と話しています。聞き書きで豊かになる人生がある。そしていつの間にか、「聞いてください、私の人生」が、「聞かせてください、あなたの人生」に変わっていく。

誰もがキラリと輝く人生の一幕をもって、「これまで生きてきたのもまんざら悪くなかった」と幕が閉じられます。こういうことができる人と人との出会いに感謝して、その聞き書きの効用を知ってもらいながら、ボランティアを育成しています。

年代、かかわりによって、感じていることも慰められ方も違う

スキルス性胃がんのBさん（三八歳）は、診断された最初から予後三〜四か月で、末期状態だった方です。訪問看護に入り、いろいろな山坂を越えてきました。

そして、自力での排泄が難しくなって、ベッドから降りられなくなった翌日、無呼吸が増え、呼吸状態が悪化して、母親、弟の家族、親友の見守るなかで亡くなっていかれました。もうすぐ三歳になる甥ごさんも、モニターのついていない状態でBさんが亡くなるのを見ています。

息がゆっくりになって、だんだん間遠になって、次の息をするのかなと思ってじっと見ていると、顔色がスーッと白くなって、「あ、心臓が停まったかな」と、皆が触ったり、脈を触れたりしながら……「亡くなった」「息を引き取ったね」と。その一時

間半前には写真を撮ったりしていました。そういう最期の時間の過ごし方です。

病院での死だけを見ていると、心電図のモニターがフラットになったとたんに、看護師が走ってきたり、ギリギリのところで家族が外に出され、医療者だけが看取っているというような、おかしなことが行なわれています。これは家族にとっては非常に悔やまれる時間の過ごし方だと思います。

そうではなく、家族や親しい友人がそばにいて、亡くなっていく人に声をかけながら息を引き取るのを見守る。それが可能であるのが在宅での看取りです。そうなったときに思いが強くあふれ、大人でも涙が出ます。

それを見て、じき三歳の甥がキョトンとしました。（僕はいつも大声で泣いちゃいけないよと言われているのに、大人が泣きだしてしまった。僕はどうしよう……）という戸惑いが伝わります。その子を膝に抱いて「ニイニはね……」と、実は半年前におじいちゃんも亡くなっているので、「ジイジが天国で寂しいので、ニイニを呼んだのよ。でも、僕のことは、いつも見てくれているからね。大事に思っているからね」と、子どもにわかりやすい言葉で伝えると、膝の上で「うん」と言って、本当に落ち着いて、パーッとそのへんを歩きまわるわけです。

Bさんのお母さんは、夫を亡くしたその半年後に、最愛の息子を亡くしてしまった。深い悲しみのなかにありましたが、用事で外に出ると皆が自分のほうへ寄ってきて、世の中で一番かわいそうな人として声をかけられます。

「だから、私は、しばらく外に出ていません。私は、皆さんから声をかけられたときに、いちいち人に説明をしなければいけないのがとても負担なんです」と話されました。何も言わずに「ランチを食べに行こうとか、一緒に散歩しようと言ってくれる気のおけない友だちの慰めが、一番気持ちに響いた」と。

夫は十分に看取った、悔いはない。ただ、息子の人生の無念さはすごく感じている。「だから、お悔やみに寄ってこられても困るの」と。そう言いながら、彼女は息子の無念な思いを一冊の本に仕上げ、そうすることで気持ちが落ち着かれ、息子さんのことを人に語るようになりました。

彼女は今、訪問看護ステーションの利用者さんに、お誕生日カードをつくるボランティアに参加しています。聞き書きボランティアにも登録して、自分が新たな社会活動に向けて参加できることで自己実現をされているということです。

「喪の作業＝グリーフワーク」のあり方は、人によって違い、その発現の仕方に合わせたグリーフケアが必要ではないかと思います。年代や発達段階、亡くなった方とのかかわりによって、それぞれ感じていることが違うし、慰められ方も違う。そこをわかって話をしていかないと、慰めにはなりません。

最期の大事な「時」を迎える準備

こんなはずじゃ……、予想と違う最期に悔いが残る

認知症高齢者の看取りのあとでは、長いあいだ介護したのに、最期でどんでん返しがあって傷ついて、あとあとまで気持ちを引きずっている人が結構いらっしゃいます。最期のところで救急車を呼んでしまって、救急蘇生になり最期の時間がゆっくり取れなかったとか、在宅介護に疲れ果てギブアップで施設にお願いしたが、そのあとすぐに入院し亡くなったというようなことから起こります。

そのようなケースでは、「それまでの在宅介護の一〇年は何だったの?」と、その人の存在意義、介護の努力が全否定されてしまったような、とてもつらい体験をされています。

このような予想と違う展開になり、悔いが残っている遺族の方へのケア、看取りのあと独居となった方への継続したかかわりも必要です。

認知症の方の最期を支えるために

このような残念な事態を避け、認知症高齢者の最終的な、看取りに向けて最期まできちんとかかわって行なえることは、とくに私たち看護の出番ではないかと思います。

認知症の方はギリギリのところまで元気です。食べることができなくなり、寝たきりになってしまうのは最期の一、二週間くらいです。経過が早く、この状態をいかに乗り切るか？　在宅医療チームが機能すれば在宅での看取りも可能です。

「今は動けているけれど、食べられなくなったら、どうするのか？」というあたりの心積もり、終末期の医療をどこまでするかの事前意思確認、リビングウィル・成年後見などの問題も話し合っておきましょう。

ギリギリまでデイサービスに通って、三日後に看取ったという方。訪問看護を早めに導入してあったために常に相談に乗れて、最期の二週間は家族ががんばって自宅で看取れたというご家族。脱水がきっかけとなって寝付くことになり、六週間の在宅ケアで看取った方もありました。

誤嚥性肺炎のために入院したら、禁食となってしまい、家族は「食べさせたい」思いで、こっそり食べさせていたら見つかって、医師に「殺人をする気ですか？」と言われた。「何で、家族の私が殺人をするの。そうじゃなくて、食べたいものを食べさせてあげたいだけなのに」と思いきりよく自宅に連れ帰って、看取った一家もあります。

在宅で看取れなかった事例もあります。

介護者が外からのサービスを受けることを好まず、しかし高齢でケアが十分にできていなかったため、地域の緊急一時入院確保事業を使って入院となり、亡くなった方。

入院して胃瘻造設となり、しかし自宅で介護態勢が整わないため退院できずに、転院となった方。

ずっと介護してきた妻が病死して、認知症の方が一人暮らしとなり、介護サービスが間に合わず、緊急施設入所となったが、食欲が落ち、肺炎を併発。施設では看取れず、入院先で亡くなった方もありました。

本人は家にいたかったが、親戚が在宅ケアをよく理解しておらず反対したために、入院されて亡くなった方。

さまざまな方の、さまざまな最期の時間の過ごし方に、いろいろな思いがつまっています。

死のとらえ方、本人の意思、「その時」のことを話し合っておく

高齢者の終末期は、家族や親戚の死に対する考え方に左右されることが多くあります。本来なら本人の考え方が大前提となるはずですが、死について日頃から話し合っている人は少なく、残念ながら周囲の方の考えで進められることになりがちです。デスエデュケーション（最期の時の準備教育）が必要な時代となっているように思います。アルフォンス・デーケンさんが、日本にデスエデュケーションを提唱されたのは一五年ほど前です。当時は、死を受け入れるのが難しい若いがん患者に必要とされ、高齢の方は比較的覚悟ができているから、ことさら説明をしなくても理解されているとみなされていました。

ところが、最近はそういうわけにもいきません。九〇歳、一〇〇歳であっても自分の死をイメージできず、「いつまでも死なない」という幻想をもち、子ども世代の考え方に影響を受けているように思われる方が少なくないのです。

訪問看護のなかでも看取りについての大事な話し合いがなかなかできず、対応に困難をきたしています。死の話題を取り上げて、よくよく話をしていかないと、悔いが残ったままターミナルを迎えられる結果になりかねません。

最期の時間の過ごし方やケアが引き続いていくことで、グリーフケアが成り立つので、このデスエデュケーションもかなり大事なことと思います。

死を話題として取り上げやすいタイミングは、身近な人の死を経験したあとや、軽い風邪などが回復した頃。「次に悪くなったらどうしましょうか……」という感じで、ざっくばらんに話し合っておくことができそうです。

・最期の時間の過ごし方やケアについて、話し合っておくとよいこと

(1) 最期は在宅か、病院か、施設か（できればこうしたいという、本人の希望を含めて）それぞれの長所・短所、家庭の状況に合わせて説明し、情報提供する。考えがすぐにまとまらなくても、家族やそれに代わる人とよく話し合ってほしいとうながす

(2) とことん加療してもらいたいのか、そうでないのか

(3) 加療してもらうとしてもどの範囲なのか

(4) 症状緩和の手段としての例示（在宅酸素療法などを含む）と、その意思の選択

(5) 食べられなくなったときの考え方

(6) 介護態勢を整えるときの方法

(7) 経済的な負担の範囲はどこまでか

(8) いざというときのキーパーソンは誰か。その人が遠方にいる場合はどうするか（早めに会って、本人の考えを聞いてもらい、老いていく姿を身近に感じてもらうことが必要）

(9) 亡くなったあと、葬儀を含めてどうしたいのか

(10) 遺言書、遺産相続などの考え方がしっかりできているか

(11) 大切なものを委ねる人・委ねる先

「看取りの語り部」になって安心の地域と人生の再生

亡くなった人の人生を語り継ぐことで、死を前向きにとらえ、そうして自分の人生を再スタートできる。これが、「喪の作業＝グリーフワーク」であり、グリーフケアであると思います。家族や親しい人を亡くした人たちは、地域のなかで、「看取りの語り部」になってくれることで、いのちを語り継ぎ、啓蒙活動を自然発生的にしてくれるボランティアとしての役割を担ってくれます。

このことが、地域医療の重要性を皆に伝え、地域の再生につながります。とても草の根的な活動ですが、聞き書きボランティアとグリーフケアの意義は、ここにあるのではないかと思います。

地元の会場で「この町で健やかに暮らし、安心して逝くために」というテーマを掲げて、安心を得られる地域づくりをめざした会を開いています。生まれてから死ぬまでのいのちの連続性をベースにおいて、子どもたちへのいのちの教育、働き盛りの人たちへの健康教育、そして情報の発信、これは「老い」「病」「死」を意識しながら日々を生きる人々を支えることをめざした会です。

「つながっている安心感」があり、「情報を得られる安心感」があり、「いつでも相談できる安心感」がある町、そして自らが健康を考えて、本当に必要な医療が、必要なときに届けられる、そういう町をつくりたいと思います。

一人の方が亡くなるまでのケアに、どれだけ真剣にかかわれるかが問われ、さらにご遺族へのかかわりのなかでは、その方たちそれぞれが地域のなかで自立して、地域医療の担い手になってくださるという現実。そのことが地域医療や地域の再生・活性化に本当の意味でつながっていくのだと考えています。

第四章　まちをつくる――健やかに暮らし、安心して逝くために

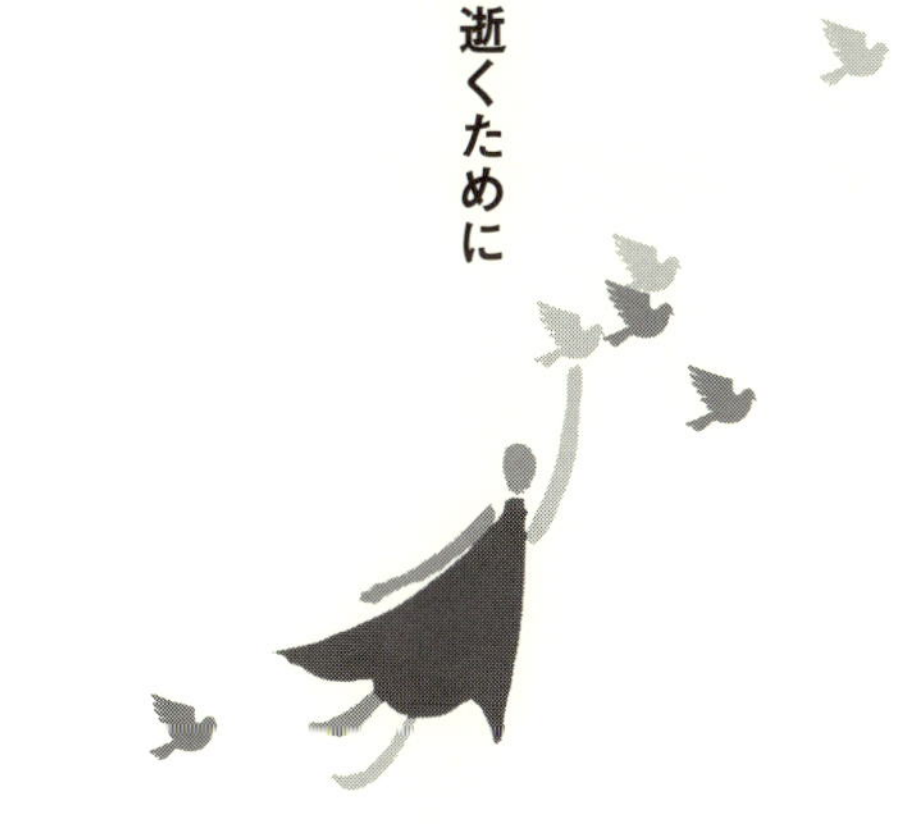

病気は家庭で治す——ライフケアシステムのめざしたこと

「自分で自分の健康を考えられる人」をつくる

私が看護を学んだのは一九七〇年代のことですが、その頃すでに京都西陣の堀川病院では、「路地は病院の廊下」といった、早川一光先生の実践がされて、在宅での認知症ケアに取り組まれていました。私も早川先生の本を読み、感銘を受けた一人です。そして現在、その感覚はよくわかりながらも、在宅は本来、「家＝家庭」を訪問するものであり、病室とは違うのではないかと思いはじめ、ちょっとこのことについて皆さんと意見交換できたらいいなあと思ったりしています。

在宅ケアの草分けである、ライフケアシステムを始められた佐藤智先生をご存知の方は多いと思います。佐藤先生が一九八〇年につくられたライフケアシステムの二大モットーは「自分たちの健康は自分たちで守る」「病気は家庭で治すもの」でした。

私はこの「自分たちの健康は自分たちで守る」の上に、「病気は家庭で治すもの」

という言葉があることに、今さらながらの意味があると、読み返しています。つまり、予防すること、健康教育、健康診断、しかも、家族単位での健康を診るということ。これは、たぶん佐藤先生が信州で学んでこられたことだったと思います。この「自分で、自分の健康を考えられる人をつくる」ことを、忘れてはいけないのではないかと、それこそがプライマリーケアに通じるのではないかと思うのです。

私たちの訪問看護ステーションの「白十字」は、このライフケアシステムの訪問看護の先達であった紅林みつ子さんを、ルーツとしています。もちろん、時代の流れに沿ってやってきましたから、時々に変化もしています。ですがライフケアシステムの会員の方をずっとみていると、このセルフケアの意識の高さがあるために長寿の家庭が多いように思います。

予防から看護がかかわることで重度化を防ぐ

今、介護保険はサービス利用を抑制する傾向にありますので、よく「介護予防の方には、看護は要らないでしょう」とケアマネジャーが言います。「看護はマンパワーが少ないから、重度の人にしか入れられない」とも言われています。「それは違う」

とはっきり言いましょう。

「予防の時点から、看護が点のようにかかわり、それ以上重度化しないように穏やかな老化に寄り添い続けることで、在宅で安心して暮らせることにつながる」と伝えることで理解されるのです。

訪問看護がかかわることで、認知症の方の身体症状の見落としが少なくなる。混乱状態での入院を防いだり、薬漬けになるのを防いだりできる。ここで地域の医療連携がクローズアップされてきます。訪問看護が役立つ、こうした視点から話し合っていきたいと思います。

亜急性期の方ばかりを訪問看護していく仕組みでは、スタッフがバーンアウトしかねません。できれば、亜急性期、がん末期、難病の方々と、穏やかな老化の過程をたどる方々との、バランスのよい組み合わせをして、ステーションを運営したいと思います。

「不条理に近い要望を主張してくる人」の姿

戦後生まれの団塊の世代が六〇歳を超し、高齢の親を介護する家族となったり、自身が患者であったり、また配偶者が介護を必要としていたりと、とにもかくにも「介護する家族」の中心になりつつあります。

数年前から、教育界では「モンスターペアレント」の存在が問題になっていましたが、少し前から、病院管理では「モンスターペイシェント」の存在が問題視されています。「モンスターペイシェント」は、やや団塊の世代とかぶり、そこには自分も含まれるため少し自嘲的にならざるを得ませんが。

今、在宅ケアの場にも、不条理に近いような要望というか苦情がきます。それは、患者さんとご家族の「本当の気がかりや希望」を引き出してそれを軸にケアを組み立てる、というときの気がかりや希望とは、まったく違うレベルです。

たとえば「気に入った特定のスタッフだけに、指定する時間に来てほしい」という要望。

またあるお宅では、訪問時は高齢者の居室は入っていいが「家族の居住空間を通ってほしくない」という要望です。家族の居住空間を通れないため、洗面所が利用できません。ということは、排泄介助後さっぱりしたところで食事介助を、と計画すると、排泄介助後に流水で手を洗えないのです。ウエットシートと消毒薬での手洗いをしたあとに、食事介助に備えなければなりません。衛生上は問題ないとはいえ、流水で洗えばなお気持ちがいいのにとも思います。

高齢者虐待とは違う、精神的な問題をきたしている介護者が増えているようにも思います。どうしても折り合う点が見つからない場合は、訪問をお断りすることもあります。すると次には、地域の権威のある医師から、利用者側に立ったお叱りの電話が入り……。

こうした、決して自分の側の非を認めず権利のみを主張してくる人たちの話を聞き、こちらの言い分も伝えて、といった対話を根気よくしていくには、かなりな人間修行がいります。仕事上のやりとりを超えて情緒的なところまで迫れる、人としての死生観や生命倫理、スピリチュアルな思いもかかわってくるのでしょう。

エビデンスをもって毅然として伝えたい

一九九二年、私は訪問看護師として佐藤智先生のライフケアシステムに入職しました。当時佐藤先生は「在宅で看取りをした方の剖検をすることで、在宅医療に対してのエビデンスがわかる」と、剖検をとても大事にされていました。

がん末期の方の看取りのあと、私も剖検に立ち会ったことがあります。膵臓がん末期のTさんの例では、Tさんの親戚の医師から「訪問診療で点滴をしないこと」に激しく異議を唱えられたことがありました。佐藤先生の説明に納得できなかった親戚の医師は、夜になってから点滴の道具を持ってこられ、Tさんに五〇〇ccの点滴をしていかれました。

Tさんは、その後すぐに亡くなってしまったのですが、剖検ではまだ胸水が溜まっていて、「水をそれ以上入れないでよかった……」と、思ったことを覚えています。また、Tさんを剖検した病理医は、「こんなに自然な、きれいな身体はこれまで見たことがない」と、わざわざ病棟の研修医を呼び、「勉強のために」と見学させていたことも思い出します。

がん末期の、多くは水浸し状態の身体を見てきた医師たちから、「本当にきれいだ」「こんなふうに亡くなられた方のケアは、どのようにされたのですか?」「在宅医療の仕組みはどうやっているんですか?」と、さまざまな質問がされ、在宅ケアに興味をもっていただいたのでした。

現在は、「CT・MRI等が発達したために、解剖しなくても十分に原因がわかる」

という理由で、剖検はされなくなりました。

不条理な苦情に圧倒されて、虚しさすら感じることもあります。でも、どんなに強く迫られても毅然とした態度で対応していた佐藤先生のそばで学ばせてもらったことは、本当にありがたいことでした。言われっぱなしでなく、時には自分の主張もしっかり伝えたいし、怒るときには怒りたい。とはいえまだまだ修行中の身であり、もっと鍛えられなくては本物にはなれませんね。

足元の現実と地域のネットワーク
――問題解決へのコミュニケーション

「がん哲学外来」に行ったあとで実際的な相談が……

「がん哲学外来※」で順天堂大学医学部の樋野興夫先生に「一時間以上も話を聞いていただいたけれども……実際的な相談にのってほしい」と、私のところに連絡されてきた方です。

がんが再発した男性の、奥さんでした。ご主人はすでに緩和ケアが必要と考えられる状態。「内容を家族に聞かれたくないから」と、電話は深夜の時間指定、九〇分は優にかかる話をお聞きしました。

さまざまな問題が絡んでいました。「単に聞くだけでは、この状態は救われない」と思いながら聞き、問題が整理できるようにしましたが、本来、現在かかっている病院で解決されるべき問題であり、ただひたすら聞くのみでは何の解決にもならない……。

病院へ出かけ、つながりました

翌日の午前中、その病院のMSW（メディカルソーシャルワーカー）につなぐべく、病院へ出かけていきました。MSWはたまたま不在でした。

ところが、外来受付にいた看護師長さんに名刺を出して訪問した目的を話し、患者さんの名前を告げると、「その方が外科で手術をしたときに病棟にいたので、よく知っています」というのです。

病院入院中その患者さんは「優等生の患者」を演じていて、奥さんの悩みは病棟でもゆっくり聞いたことがあり、実は病気以前からの家族の問題があることも、ちゃんと知っていました。ただし、現在、在宅で困っていることは伝わっておらず、その結果、奥さんは「がん哲学外来」に行くことになってしまったわけです。

外来の看護師長は、「MSWにもつなぎましょう。奥さんからいつ連絡してくださってもいいですよ」と、言ってくれました。

病院に行って得た結果を、相談のあった奥さんに電話でお伝えしました。

「自分の訴えで、人（訪問看護師）が動き、こうやって、その病院まで足を運んでくれたこと」に涙せんばかりに感動してくれたことが、伝わってきました。

しかし私は、一抹の不安を感じました。果たして、これで今後、この奥さんはきちんと自分の考えを主張できるでしょうか？　患者の側もしっかりしてもらわないと、手に入らないものがあると思ったのです。

患者側も、問題解決するように伝える力を

「なかなか言いだせない、どこへ相談したらよいかわからない」と、患者や家族が悩みに悩んで、その挙句「がん哲学外来」に飛び込んだというのは、なぜなのでしょう？　主治医のいる病院に、相談機能が本当にないからなのか、病院が権威主義で、患者はただひたすら従うのみということなのか。

「患者や家族から訴えがないこと＝ニーズがない」と受け止める医療者が多いのが、実情です。「ちっともわかってくれない」「全然伝わっていない」と思いながら、ただ待っているだけでは、問題解決は難しいということです。

患者・家族が「医療職者に、身内のごたごたまで伝えて相談してよいものかどうか」と迷っている状況は、とてもよくわかります。でも患者・家族にとって気がかりな問題ならば、相手（医療職者）に不快を与えないよう、上手にコミュニケーションをと

りながら自己主張する、自己主張できる力をたくわえることも必要ではないでしょうか。自分の問題を、ただ聞いてくれればいいというのではなく、問題解決していけるように行動を起こさねば、何も始まらないのです。

医療の受け手の側が、モンスターペイシェントではなく、相手の医療職者の立場も考えた上で、相談や意見が言える関係をつくりたい。そのためには、情報を正しく伝え合わなければならないし、お互いに聞く耳をもたなくてはならないし、そのための時間も必要です。

子どもの頃からの、人との付き合い方、関係の取り方、「いのち」への向き合い方、そういった教育がきちんと考えられなければ、もっとおかしなことになります。成熟したコミュニケーションスキルを身につける、トレーニングが必要です。そのための患者支援や患者塾の必要性を思います。

どう生きるか・どう死ぬかを「本人が決めていける」支援を！

「がん哲学」は、「がん細胞」が織り成す哲学的な思惑＝「生物学」「病理学」という生体的な面とともに、「がん」にかかった人が深く人生を考える＝「汝、如何に生きるか」

という哲学的な命題をつきつけられ悩むという二面があります。

人々の悩み・苦しみのうち、かかわりあった人それぞれの「分《ぶん》」を発揮すれば、解決のお手伝いができることもある。究極は、本人がどう生きるか・どう死ぬかを「自分で決めて」いけるように、「支援」することのように思います。

これは「指導」ではなく「支援」、ここには「寄り添う」という言葉が当てはまるように感じています。

支援者にはいつでも手を差し伸べる準備があり、本人にはいつも支えられている安心があるけれども、結果として「自分で決めて、自分でやれた」達成感は、その人のもの。その結果、人への感謝が生まれ、そして「今度は他者のために、自分も支援できることはないだろうか」と人間としての豊かな気持ち＝ヒューマニティーに基づくチャリティー精神につながっていくのではないかなと考えます。

これは性善説に基づく「プラス思考」の考え方かもしれません。さまざまな試練のなかで、また多くの人の人生の終焉にかかわらせていただいて得られた結論です。

足元の現実・地域のネットワーク・直接の当事者との対話

相談のあったご夫婦は、在宅で療養されていますが、地元の医師や訪問介護や訪問看護などは一切入っていません。ひたすら大学付属病院にのみかかっていて、ご家族自身であらゆる情報をネットなどで収集し、いろんな所にアクセスしている様子です。

足元の現実に目を向けることも、地域のネットワークに気付くこともなく、問題に思うことを直接の当事者と話せていない。こういう相手と接することを抜きにして、突然に「がん哲学外来」に飛ぶのは、危険であると思いました。

白十字訪問看護ステーションと同じ事務所内には、「NPO法人白十字在宅ボランティアの会」があり、活動の一つに「聞き書きボランティア養成講座」を開催しています。

人生の先輩であるお年寄りに来し方を語っていただき、聞き手はそのお話を小さな冊子にまとめ、その方の経験や知識を後世に伝える橋渡しをするといった活動です。コミュニケーション能力を身につけるために、この聞き書きはかなり有効なのではないかと、そんなことを考える今日この頃です。

※　二〇〇八年、患者と医師が同じ土俵に立ち、がんとともにどう生きていくかを考え、語り合う場をめざして設置された。

「まち」をつくる

訪問看護を続けてきて思うのは、地域の人たちにもっと在宅療養や在宅ケアのことを知ってほしいということです。最期まで自宅で暮らすことを、はじめからあきらめないでほしいのです。在宅でできることの可能性をさらに広げていくためにも、訪問看護ステーションに相談に来る人たちだけでなく、広く一般の方々に、自分たちから情報を発信していかなければ、自己満足で終わってしまうのではないでしょうか。

「安心して暮らし続ける町をめざして」初の市民公開シンポジウムを開催

そんな危機感から、「安心して暮らし続ける町をめざして——地域医療連携を進めるために」と題して、最初の市民公開シンポジウムを、二〇〇七年四月八日に開催しました。この年の七月、東京都の東久留米市に新しい白十字訪問看護ステーションを開設する準備を行なっていたこともあって、西東京市の保谷こもれびホールを会場に選びました。

この市民公開シンポジウムの演者は、地域の開業・病院医の小笠原芳宏先生、生活を支える介護者のNPO暮らしネット「えん」の加藤真弓さん、在宅ホスピス医の松本武敏先生、訪問看護師の中島朋子さん、そして在宅で看取りをされた家族の立場から高橋君香さんです。基調講演は秋山が行ないました。聴衆の半分は地域の皆さん、あとの半分は看護、介護の仕事に携わる方々、学生などでした。

市民の方にもわかりやすく、医療がどういった体制で運用されているのか、ことに機能分化して、長く入院できなくなっている現実と、病院しか選択肢がないのではなく、在宅という選択肢もあり、在宅で療養することは決して不可能なことではないということ。実際にあなたの地域で、こうして看取られたご家族がいて、それを支えた医療者がいるという事実を伝えていくこと。経験者から語られることの重みが、参加された市民にどれだけインパクトを与えるかということを、初めて企画したシンポジウムではっきりと感じ取ることができました。

会が終わったときに、「今日はいいこと聞いたね」とそれぞれが家に帰って行くだけの講演会ではなく、話を聞いた参加者が、そこでの話を自分のこととしてとらえ、さて自分の町はどうなっているのか？　自分のときはどうしようか？　自分の家族ならどうだろうか？　と、真剣に受け止めて考えていることが伝わってきたのです。当事者として考える意識が芽生え、それが主催した私たちにもわかる反応となって返ってきたのです。

訪問看護が発信元になって、「まち」をつくることに参画できる、それはどの町でも可能なことであり、どの訪問看護ステーションでも、やっていくことができるのではないかという手応えを感じました。

連続シンポジウムを新宿で開催

二〇〇八年は地元の新宿区内で、同じ目的の企画を立てました。それも五月、七月、九月、と三回連続で、会場は牛込、四谷、角筈、と新宿区にある地域の区民センターホールです。テーマは「この町で健やかに暮らし、安心して逝くために」で、一貫しました。

そして、必ず、その地域の医師に参加していただき、かかわった訪問看護師が事例を紹介し、そこにチームとしてともに苦労したデイサービスの相談員、ケアマネジャー、地域包括支援センターの相談員などが登壇します。

それぞれのシンポジウムごとに、在宅で看取られたご家族が語られたことが、何よりも参加者に訴える大きな力となりました。あるときは在宅と緩和ケア病棟とを行ったり来たりしながらの看取りだったり、在宅で一人でとさまざまですが、在宅ケアの実際を話していただくことで、具体的なイメージがわき、共感が広がります。着実に少しずつですが、地域のなかに在宅ケアの概念が浸透していき、そこで培った人々の絆が深くなり、またネットワークが広がり、そのことで、「まち」をつくることにつながっていく。新宿区での手応えを感じています。

「行政としても取り組むべき課題」へと発展

この新宿区での活動は行政職の方も参加していました。結果、「行政としても、これは取り組むべき課題だ」と、受け止めてもらえ、二〇〇九年は、新宿区の主催で、開催される運びとなりました。

地域の民生委員の協力も得られ、参加者の層も、実際に介護にあたっている六〇～七〇代の方や、「自分がもうすぐ当事者になるので」と、聞きに来られる方などにも広がりました。こうして着実に、「まち」をつくる活動の一助になってきていると確信しています。

この町で暮らし続けるには将来的に必ず医療が必要なときがくる、そのときに在宅でも医療が受けられ、訪問看護や介護サービスが受けられ、穏やかに人生を終えることもできるし、病院や、施設を短期間有効活用しながら、住み慣れた地域を離れずに暮らし続けることもできる。今から、医療と介護と、住まいも一緒に考えよう！　そこに必要なことは何なのか？　足りないものがあるのならつくり出していこう、そのためのネットワークをつくり出そうという前向きな気運が起こっています。

介護保険が施行されてはや一〇年が経ちましたが、サービスを提供しようにも窮屈な縛りがあり、とにかく書類が多すぎて、事業者のなかには元気をなくしかけている人が多いのです。ところが企画したシンポジウムを終えてみると、実際の体験談から生まれた人々の絆は、「私たちの町も捨てたもんじゃないね」と、ちょっと自信を取り戻せそうな気がしてくるのです。

静岡に飛び火した「在宅で看取るということ」

このムーブメントは静岡に飛び火しました。秋山が「在宅ターミナルケアアドバイザー」として静岡県東部地区の訪問看護ステーションを訪ねたことがきっかけです。このときに「静岡でも同じような企画でやってみたらどうか」という話になり、シンポジウムが実現しました。

静岡県の沼津市で、静岡県訪問看護ステーション協議会東部支部主催のシンポジウムが行なわれました。一〇月最初の土曜日の午後、会場は沼津労政会館でした。テーマは「在宅で看取るということ」となり、主催者は以下のように呼びかけています。

「近年、病院での入院期間が短縮化され、さまざまな疾患を抱えながら在宅療養を余儀なくされる方が増えています。在宅でよりよい生活を送るにあたっては各職種の連携が重要になります。今回、在宅療養を選択し、自宅で看取りをされた利用者様がありました。この事例を通して、皆様方にも在宅療養の実際を知っていただく機会になれば幸いです」

基調講演は秋山、パネリストは、在宅で看取りをされたご家族・亡くなった方の姪ごさん・かかわったケアマネジャー・主治医・訪問看護ステーション所長の五人です。

この日のために、協議会のメンバーは静岡新聞社に売り込みにいき、地域への情報発信もおこたりありません。

そしてシンポジウム当日、開始一時間前に来場する方もいらして、用意した資料は足りなくなって急遽追加印刷するほどです。テーマ「在宅で看取るということ」に、沼津の人も大いに関心があるのだということがわかりました。医師会の先生方、県庁の方々も見え、それはとてもうれしいことでした。訪問看護師が会場からたくさん発言してくれ、「やってよかった」「これからもがんばっていこう」といった感じで会場をあとにされていく姿が印象的でした。

地区で医師の後継者につながる

この日紹介されたのは、人口四〇〇〇人の戸田《へだ》地区の方で、増田武弘先生が主治医です。時に陸の孤島になってしまうこのような地区で、年間二二人もの方を一人で看取ってくださる医師はそうそう外にはいません。主治医の増田先生を助けてくれる若手の医師を見つけていただきたい、そして救急車を呼ばずに看取っていける今の戸田地区の文化をこれからもぜひ残していただきたいと、思いました。

その後、参加者アンケートを送っていただいたなかに、こんな手紙が同封されていました。

「研修、ありがとうございました。思った以上の参加者で大変うれしく思っています。今後の課題もみえてきました。まだぼんやりですが。秋山先生の活動が私たち訪問看護師を元気にしてくれたようです。戸田地区の出席できなかった方たちへも、先生のメッセージを伝えます。そして何と、東先生が『僕が戸田へ行こうかな』と言っているそうです。今後も秋山先生から、いろいろと教わりたいと思っています。よろしくお願いします。今村眞理子」

東先生とは、当日会場から発言された若いドクター、伝えてくれた今村さんは訪問看護師です。うれしい手紙に、私はこんな返信をしました。

「東先生が戸田へ行く!!　増田先生喜びますね。波紋の広がりをうれしく思います。訪問看護の実践を多くの人に《静かに》語っていくことが、どんなに大切かがわかってきました。どうぞ、これからも医師も一緒に活動の輪を広げてください」

シンポジウムの参加者アンケートから

以下に、少し長くなりますが、静岡での参加者アンケートをご紹介します。

参加された一人ひとりが、当日の話を自分のこととしてとらえ、さて自分の町はどうなっているのか？　自分のときはどうしようか？　自分の家族ならどうだろうか？と、真剣に受け止め、当事者として考えている。そうした意識が芽生えていることが伝わってきます。

●市民参加者

・最期は自宅で迎えたいと思っている方が多いなか、戸田地区の在宅ケアのあり方、とても素晴らしいと思いました。往診してくださる先生のありがたさを感じました。

・自分の最期を考えたとき、自分はどこで……ということを考えさせられました。両親は当然自宅で、できる限りと考えています。家族がいろんなシステムを知り、勉強していくことが大切。それに甘え、頼ることに罪悪感をもつことなく、助け合う輪が大切と思います。

・本日の講演で、可能であったら自宅で親を看取ることできたらよいなと思った。

・パネルディスカッションでは、さまざまな立場からの意見や思いを聞くことができよかった。各職種、それぞれの連携の様子が聞け、参考になった。自分の地域でも、医師や訪問看護師が連携していて、在宅で看取りが安心してできることを知った。

・一人を看取ることの重さ、それぞれの職種の連携の重要性、地域の密着性を痛切に感じました。本人や家族の思いに、どれだけ寄り添う介護ができるのかが、やはり問われる思いがします。
・在宅で看取ることは、家族にとっては強い覚悟がいると改めて思いました。支援できるように、チームで連携し、支えることの大切さを教えられました。
・母八〇代、心臓病あり、少し軽い認知症も出ている様子です。兄六〇代、看てくれていますが不安もあります。今回の話を、兄に知らせます。
●病院関係者
・病院で働いているので、自分はどれだけ在宅に戻る人の安心感を与えることができているのかふり返りました。
・介護が必要になる↓介護は大変と施設へ申し込みをされる場合が多いので、なかなか在宅へつなげられないと日々悩んでいる状態です。本人が自宅へ帰る希望のある場合は、連携をとって調整できればいいと思いました。
・基調講演、パネルディスカッションと、貴重な在宅看取りの話を聞くことができ、大変参考になりました。患者さんが残された時期を快適に過ごすために、ネットワークを広げ、コミュニケーションを密にし、患者さんのために、在宅で看取りがスムーズに行なわれるよう、日々の業務に取り組んでいきたいと思いました。

・病院勤務の看護師です。入院患者様が家へ帰りたいという思いがあっても、家族は在宅療養への不安が強く、退院が実現しないこともありました。今回のパネルディスカッションのケースのように、在宅療養に向けての支援が充実していることを、家族の方にも説明し、実現していけるよう努力したいと思います。

・訪問看護ステーションの方には、いつも無理難題なお願いをしても、快く受けてくれることに日々感謝しています。病院と在宅が連携を取り、在宅での看取りが一人でも多く増えることを期待します。

●在宅ケア関係者

・訪問看護の力は十分で、在宅ケア、看取りのシステムも整備されつつあると思います。あとは、地域が在宅で看取る自信をつけていくことかなと感じました。

・在宅看取りは、家族、他、自分の思いが最後までできるかどうか。それは許されない場合もあり、看護師として最後までの看取りができると思っても、たとえば緩和になると、最後はほとんど入院を望まれます。

・自分の意思も「家族に迷惑をかけず、介護の負担をかけたくない」と思われる方がほとんどです。「治療を望まない」と言いながらも、在宅での点滴も増えています。
・今日も午前中胃がん末期の女性を訪問。彼女は家族つきあいの友人でもありました。ご主人と二人暮らしで終末の幕引きを考えられ、毎日をゆっくり送られています。ただ、友人・親族の面会は遠慮してほしいと、この一か月位はご主人のケアのみでした。数日前主治医から依頼を受け、わがステーションからうかがうことになり、私も一員として重い気持ちを抑え訪問してきました。今こうしていても、彼女のことを思うと落ち着かないのが率直な思いです。訪問看護師として、友人として、寄り添うケアを少しでもできたらと思っています。家庭で看取る（死にたい）という本人の思いを何とか実現したいです。

●在宅での看取りを改めて考える

・「在宅で看取る」原点のようなものを、秋山先生の講演や戸田のケースから教えられ、胸が熱くなりました。看護の原点はそうであったとつくづく思いました。自分の住んでいる地域で、自分でできることを考えてみたいと思いました。
・パネルディスカッションの事例は、訪問看護等いろいろな方との連携がうまくいき、本当に皆様のかかわりがよかったと思います。そのうえで一言（すみません）訪問看護導入時期は適切だったのか。もう少し早い時期からのほうが（予防という意味で）よいのではないかと思いました。

・在宅で看取るためには、本当に一人でのちからでは難しいと思いました。やはり主治医の存在が大きいと思います。

・「在宅で看取って、よかったのでしょうか」という家族の質問に対する答えが出そうです。ありがとうございました。

・「自分の家族も安心して看取れるような地域」にしていきたいと、改めて思いました。

・かかわった人々に感謝の気持ちや、在宅死を最後まで看取れた、やり遂げた気持ちをご家族から感じました。微力ながら、自分もそのような家族の助けになっていきたいと感じました。

・戸田地区の医療状況がよくわかった。大きな家族のようで、うらやましい環境ですね。自分がどこで、どのようにお別れをするか。家が当然と思えるよう声を出していきましょう。

・在宅で看取るということは、いろいろな人の協力がなければできないことを、改めて実感しました。今後は高齢化社会、少子化の時代にあり、ますますいろいろな機関が協力しなければ、在宅で看取るということは難しくなっていくのかな……と思いました。

・がんターミナル→条件がよければ在宅で看取れる。「条件」とは何か。何を整えなければならないのか。これから議論を重ねていきたいと思います。その条件が大病院の医師にも行きわたるようにするのが、これからの協議会・会員の仕事だと思います。

企画した人が得た勇気

そして、このシンポジウムを企画し運営した方たちも、準備の苦労以上に大きな成果やこれからの勇気を得たようです。以下のメールが届きました。

「夜、スタッフからも満足のメールが入りました。『訪問看護を選んで正解だった』『自信がもてた』『勇気がわいた』『これからもがんばれそう』と言っていました。私もそんなスタッフの声を聞くとがんばれます。

私自身も看護の真髄を改めて実感できた思いでした。医師の指示の元で仕事は守られていても、看護は守られない、自分たちで勉強して、看護で解決することを見出すのが看護師の仕事であると痛感しました。本当にこのような機会をもつことができてよかったです。微力ながらこれからもがんばります。自分自身も今まで経過してきた集大成として、後輩に私なりの看護が伝えられるようにしたいと思いました」

いきいきと働きかける人たちがいて、それに応えて集まる人たちがいて、こうして「まち」ができていく。いっそう勇気がわいてきました。

静岡には、一年前から「在宅ターミナルケアアドバイザー」としてうかがい、それからのお付き合いです。積み重ねがシンポジウムとして具体的に表され、地域の方々を交えて意見交換できました。静岡県東部地区が元気になって、訪問看護を受ける人が増え、訪問看護の仲間が増えることを期待しています。

またこれからは、市民シンポジウム開催のノウハウをいかして、別の地区でも会を開催し、思いがけない広がりが生まれる可能性も感じました。

誰もが自分の力を取り戻せる相談窓口
——イギリスのマギーズセンターを参考に

がん相談は「患者・家族の力のエンパワメント」

日本では二人に一人ががんに罹患し三人に一人ががんで亡くなっています。がん医療が抱える問題、病院医療が抱える問題、ホスピタル（病院）とホスピス（緩和ケア病棟）の溝も深く、その問題を解決するために、在宅ケアがすぐに機能するわけでもありません。

ある日突然がんと診断され驚愕・恐怖・不安・絶望感に陥る、治療後も再発の可能性を恐れながら通院を続ける、進行がんに見舞われながら緩和ケアを受けるか、療養の場として在宅を選ぶのか……。大勢の患者・家族が、治療や療養について重要な選択を迫られ相談を必要としています。

がん対策基本法に基づく「がん相談支援」の相談員を、国レベルで養成するプログラムがあるというので、早速ネットからダウンロードしてみました。そのプログラムの中心となっているのはがんセンターのMSWの方々で、「相談支援」の内容は、MSWのケースワークのイメージが強く、病院の枠から出ていないように思われます。

これでは「相談者（がん患者と家族など）が扉を叩かないと受けられないのではないか」と心配になりました。すべての相談は、まず相談者が扉を叩くことから始まるということなのでしょうが、医療相談の、とくにがんの患者さんの相談は、少し違うと思うのです。

必要なのは「患者・家族の力をどうエンパワメントするか」ではないかと、たくさんの方から相談を受けるなかで漠然と考えてきました。そのためには、いろいろな意味で自由な、誰にも開放された場所、やさしく受け止めてもらえる空間が必要ではないかと。

がん拠点病院には「必ず相談支援の窓口が設置されなければならない」とされ、地域には「在宅緩和ケアセンター」が相談窓口として機能するように予算がつけられてもいますが、その取り組みはまだこれからです。やっていないとは言わないが、担当者が兼務で忙しそうな、名ばかりの相談支援、訪問したくてもその窓口がいったいどこにあるのかがわからない。こんな現状を何とかしたい。本当に求められているのは何かを見極めたい。

これが、イギリスにあるがんの相談窓口、マギーズセンターを訪ねるに至った動機です。

マギーズセンターを訪ねて

二〇〇九年二月末～三月初め、駆け足でしたが、エジンバラとファイフ、ロンドンの三つのマギーズセンターを訪問しました。

ここは、がん患者と家族、また患者でなくても、医療者でも、予約なしに立ち寄れて相談もできる場所です。がんセンターなど、各地域の拠点病院の敷地内か、そのすぐ近くに建っているのですが、病院からは完全に独立しています。

マギーズセンターには受付がありません。不安げな表情の人が入ってきたら、開かれた空間のどこからでも、専門のスタッフが速やかに自然に声をかけます。その温かい、気楽な、あっという間に受け入れられていくスペシャリテイの発現のさまは、大いに納得のいくものでした。

うちとけて話しやすいくつろげるスペースがあり、不安に対処する方法を自分ひとりでなく見つけられる人々と出会え、自分の力を取り戻せる空間があります。そこでは的確な情報が与えられ、相談者は決して患者として扱われず、一人の人間として自分が自分らしくあればいい。よろいを着なくてもいい環境が、不安を募らせ不満を大きくするばかりのがん診断・治療の場に対して、救いの場所となっています。日本でも、多くの人が求めていることではないかと思いました。

ここは、あくまで相談支援が中心で、しかも聞きっぱなしではなく、次へつなげられる継続できる相談支援、ホスピスのデイケアのDrop in方式です。なおかつ、そこに集いの空間があり、相談のための医師がいる時間も設定されていて、必要なら治療も受けられます。アロマテラピーやリラクゼーションやカウンセリングが、希望すれば受けられ、患者同士の対話の空間が、病院とは違った環境で整えられています。

もう一つ素敵なことは、働く医療者に対してもセンターが開放されていることです。医療者も、カウンセリングやリラクゼーションが受けられるのです。がん患者を看ている人がストレスフルではいけないと思います。

おもなスタッフは、経験豊かな看護師と臨床心理士、そして、社会サービスを見つける相談役（ＭＳＷに近い人）です。

このほかに広報および基金集めのスタッフがいます。若くて活動的で、いろいろなイベントや広報活動を行なうエキスパートです。ファイフのセンターの広報・募金スタッフは、地元紙の元女性記者で、取材に来てマギーズにはまり、転職してしまったそうで、この役目をいきいきと担っていました。

病気の不安に対処し、自己決定力を取り戻す

エジンバラが第一号で一九九六年につくられ、その後、その働きが認められ、スコットランド各地に広がり、さらに二〇〇八年四月にはロンドンセンターがオープンしました。

ロンドンセンターは、急性期の大きなチャリングクロス病院の前庭にあります。設計者のロジャースは国際的にも名高い建築家で、この建物は二〇〇八年FX国際インテリアデザイン賞の公的スペース部門で第一位となったとか。無機的な高層ビルの病院の真ん前に、小さいけれども存在感がある空間として、人々を受け入れています。オープンから一〇か月で、八〇〇〇人が訪れているとのことでした。

マギーズセンターができた結果、チャリングクロス病院の看護師への不満や苦情が

半分に減ったと聞きました。

これはマギーズセンターが「苦情処理をしているから」ではなく、さまざまな不安や相談ごとを抱えたがん患者や家族の、それは診断の段階から治療の段階、緩和ケアへの移行の段階、はたまた遺族の心理的な問題にいたるまで、あらゆる相談の窓口となっているからです。

その人たちがゆっくりと話せ、仲間を見つけ、情報が得られる空間があることで、患者や家族が自分を取り戻し、考える力がわく。その結果、自己決定や、自己選択ができるようになり、医師に対しても、ゆとりをもって聞ける存在となれたり、自己実現できる希望につながったりすることによるものです。

マギーズのスタッフは「患者自身がエンパワメントされるようにナビゲートするのが、われわれの役割である」と話されました。そこには急性期もわかり、在宅ケアもわかり、ホスピスケアもわかる経験豊かな看護師がいるのです。

「病人でなく一人の人間」の願いを専門看護師に託す

ランドスケーププランナー（造園設計家）であり、乳がん患者であったマギーが始めようとしたこの運動は、患者の視点からスタートし、それぞれの状況に応じて、環境の力も借りながら、柔軟な対応がなされ、専門家からの支援が受けられるものです。

マギーは乳がんが肝・骨転移したあと、余命の宣告を受けたときに、「病人ではなく一人の人間に戻れる、死の恐怖のなかにあっても生きる喜びを感じられる、小さな家庭的な安息所がほしい」「治療法や補完療法についての適切な情報、信頼できる案内人がほしい」と思い、自分の担当だったオンコロジーナース（がん専門看護師）や医師に相談します。

そして自分自身のランドスケーププランナーという専門と、夫が建築家であったことをいかし、普通の家に近いような雰囲気をもち、そのなかでは開放され明るい色に囲まれた、温かいもてなしの空間がある建物をつくったのです。

この構想が具体的に動きだしたのは彼女が亡くなってからですが、現在、マギーズセンターのCEOは彼女のオンコロジーナースであったローラさんです。ローラさんは温かなまなざしのなかにも芯の強さが秘められた女性で、多くの患者、スタッフから絶大な信頼が寄せられています。

建物や庭、ランドスケープといった環境にも配慮し、多くのがん患者のために、開かれた空間、自然の光、境目のない自由な空間のなかで、さまざまな人が抱えている思いを表出でき、自分で問題解決できるようにエンパワメントされていく。自立を助け、がん患者であろうとも、というより、がん患者であるからこそできる社会貢献が、それぞれのおかれている状況のなかで可能になっていく様子が、その実際から垣間見えてきました。

患者であるマギーが、そのセンター長を看護師に託したこと、そして遺産を投入しトラストをつくり、次々とこの構想をすすめたこと、単なる夢物語に終わらせなかったことに、心から感動しました。

この発足の趣旨から、運営のための資金は、すべて地域の人たちや篤志家のチャリティによるものです。

がんとともに生きる日常を支える相談

マギーズセンターの「気配を感じられる空間」というコンセプトに、一緒に行った宮崎のホームホスピス「かあさんの家」の市原美穂さんは大きく頷いていました。そして「建築のもつ力がある」ことに建築家の佐藤由巳子さんは大きく頷き、「ここに来る人々と、看護師である私はそれぞれが自分であればよい、私は私であることをやめなくてよい環境がある」というマギーズのスタッフである看護師の言葉に、秋山も大きく頷きました。

イギリスでも、「マギーズって何?」と聞かれるような、まだ知らない人も多い活動ですが、名だたる建築家が協力し、ユニークな建物が各地に建てられることで、その存在は注目され始めています。建物はそれぞれの地域のコンセプトにより異なりますが、準備されている内容は共通です。

日本でも、がん治療の進歩により、がんとともに生きる期間が本当に長くなりました。これはとても喜ばしいことですが、一方で、その間の悩みがなくなるわけではありません。

病状が進んで緩和ケアが必要な状態になったときに、自分だったらどうするか?どのような選択肢があるのか? 上手に在宅緩和ケアにつないでいくにはどうしたらよいか? いったい誰がそのような相談に乗れるのだろうかと思います。

ミスマッチもあって、訪問看護につながってきたときには、「なぜもっと早く

マギーズセンターの所在地と設立年

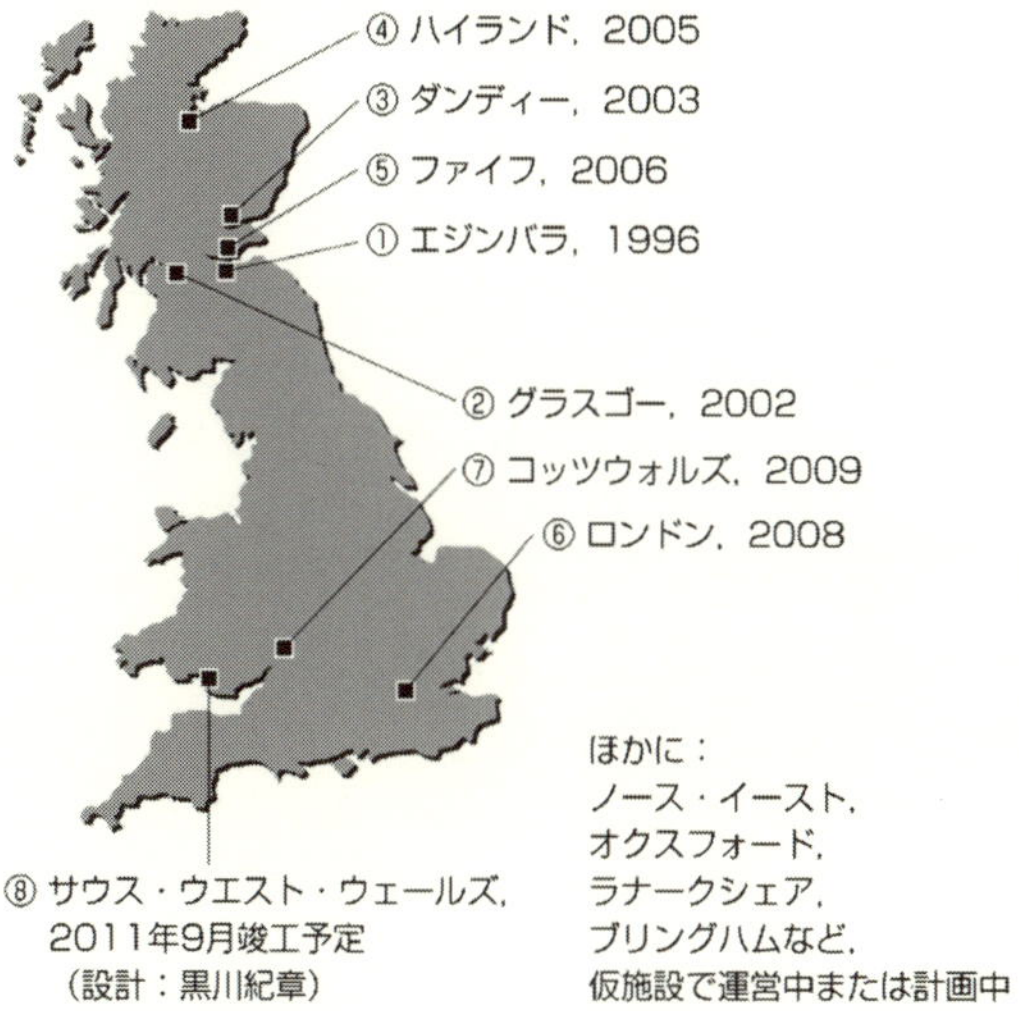

に……」と言葉にならず唇を噛むケースは多いのです。そんな日常の積み重ねから「日本でもマギーズセンターのような機能をもつ場所をつくりたい」と、思いを新たにして日本へ戻りました。

たとえ残り少ないいのちであっても、本当に必要なことは、「その人のもてる力を引き出すこと」。ここに看護の本質が語られています。そのようなケアのできる看護師を育てていきたい。それこそががん患者と家族にとって、待ち望まれているケアではないでしょうか。

●マギーズセンターの設立者である
マギー・ケズウック・ジェンクス女史について

1941年スコットランドに生まれ、幼少期は香港で育つ。造園設計家となった後も中国をたびたび訪問し、『中国庭園』等の著書がある。建築家で、マギーズセンターの共同設立者でもある夫のチャールズ・ジェンクス氏とのあいだに2人の子どもがいる。

1988年、47歳のときに乳がんと診断される。1993年、がんは骨・肝臓・骨髄に転移し、予後数か月と告げられ、それから18か月後の1995年7月8日、53歳で永眠。

がんと告げられた自身の体験から、「自分を取り戻せる空間・環境と、信頼できる案内人がほしい」と青写真を描いたことがきっかけとなって、マギーズセンター設立への道筋ができ、実現した。

●マギーズセンターに求められる環境

①自然光が入って明るい
②安全な庭がある
③空間はオープンである
④スタッフの働く場からすべてが見える
⑤オープンキッチンがある
⑥セラピーのための個室がある
⑦暖炉があること（日本でいえば炬燵か）、そして水槽もあること
⑧長くいられる十分なスペースのトイレがある（一人で泣けるように）
⑨センターの建物は280m²程度
⑩建築デザインは自由

エジンバラ

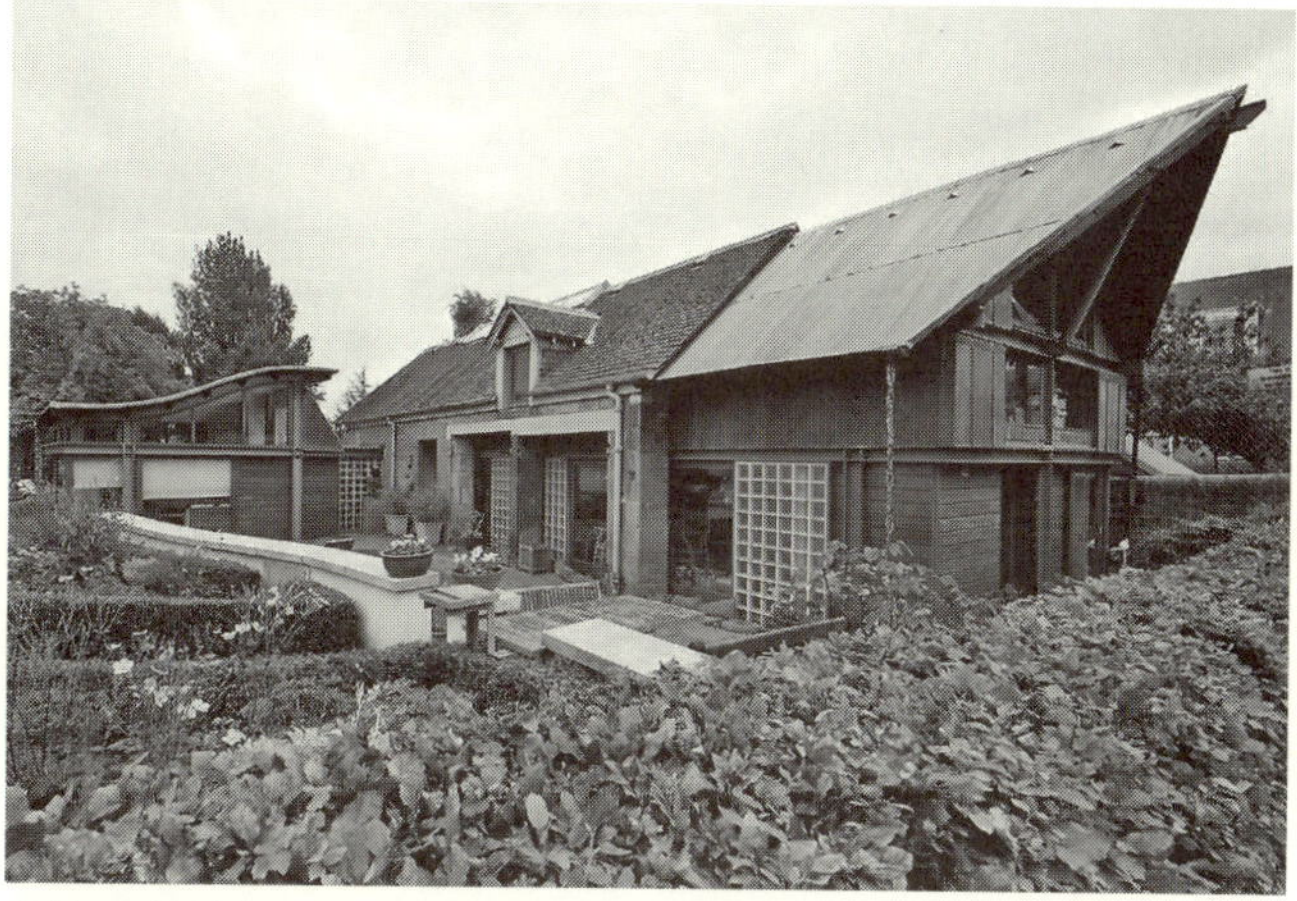

患者・家族が求めているものは何なのか、病院のなかからの発想ではないものを、もっともっと提案していきたいと感じてきました。第1号エジンバラはウエスタン総合病院の敷地内にあります。

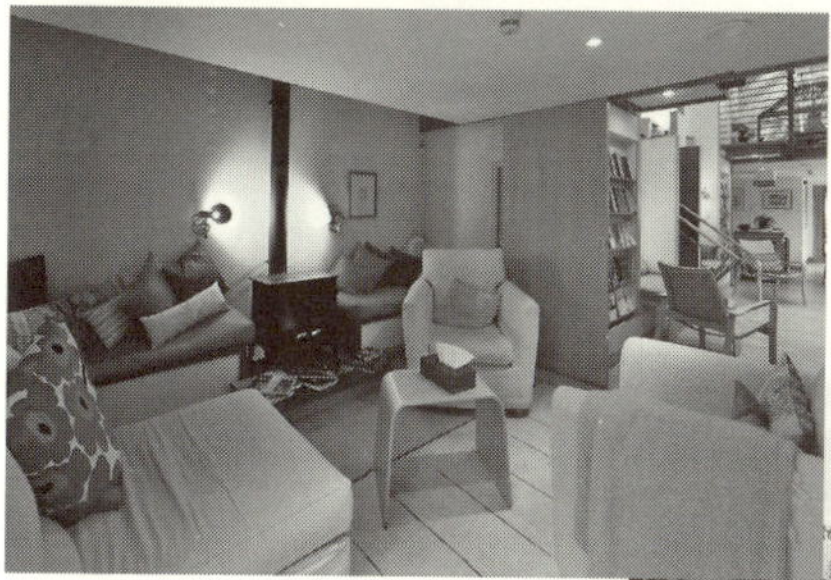

イギリスから学ぶことが多くあると確信しました。新たな計画につなげたい、それはつながりそうです。エジンバラの暖炉がある居室。

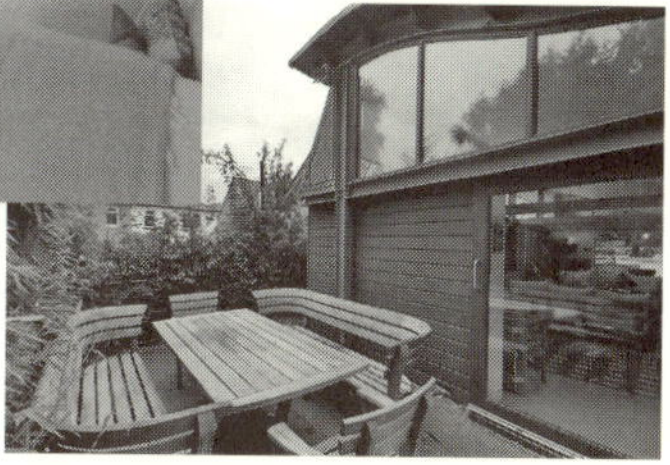

写真撮影：藤井浩司　★印は除く
（ナカサ＆パートナーズ）

ファイフ

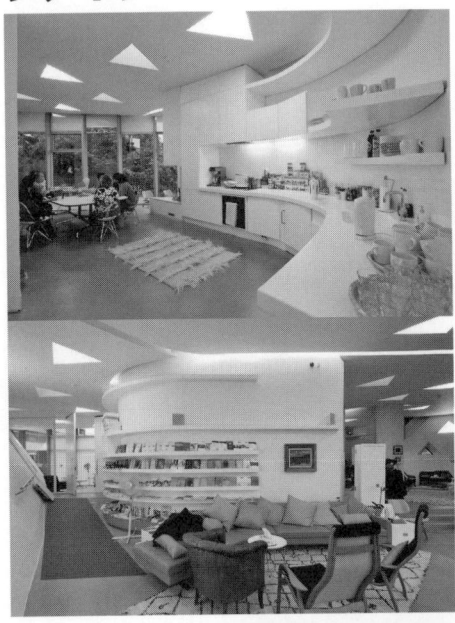

2008年11月末、がんセンターの国際がん看護セミナーで、初めて耳にしたマギーズセンターですが、現地を訪問し、中心となっている方々に直接話を聞くことで、がん患者と家族、それにかかわるすべての人々にとって、今最も必要とされているものであることを確信しました。国を超えて、人が暮らす世界の各地に、マギーズセンターは必要です。アイボリーホワイトが印象的な第5号ファイフの室内。

★

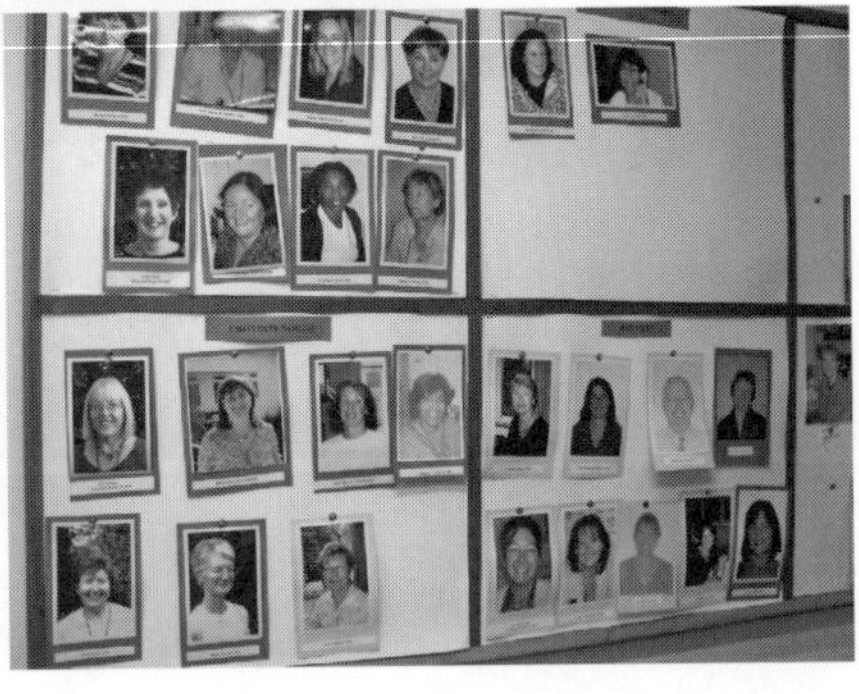

マギーズセンターではナビゲーター(水先案内人)の役目を、経験豊かなベテラン看護師が担っています。臨床心理士とうまく共働し、地域の病院やクリニック、訪問看護師とも連携しながら。

ロンドン

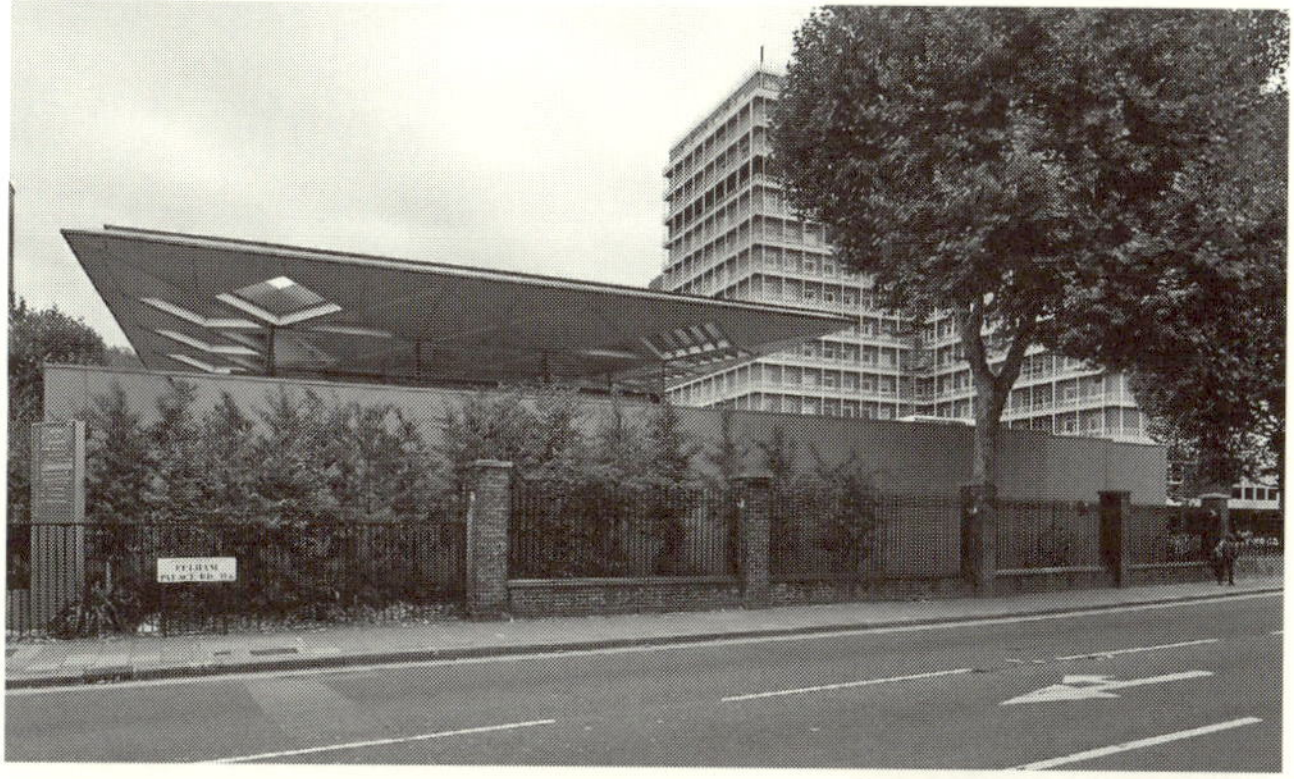

スコットランドから始まった、このマギーズセンターの活動は、いよいよイギリス全土に広がりを見せ始めました。日本においても、すべてのがんセンターの近くにほしい相談支援の具体的なかたちです。チャリングクロス病院に隣接するロンドンのマギーズセンターはオレンジ色の外壁です。

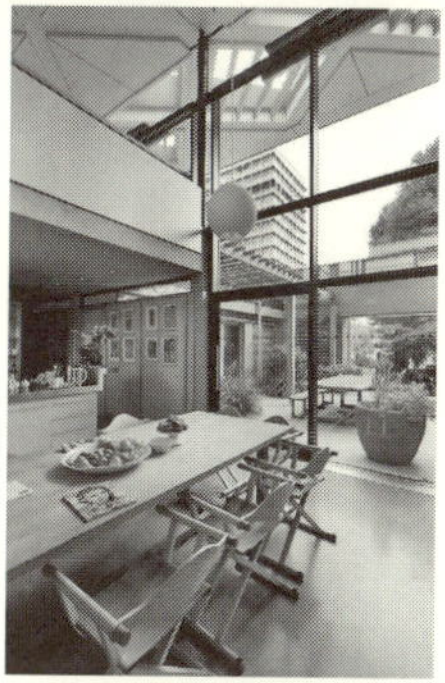

★

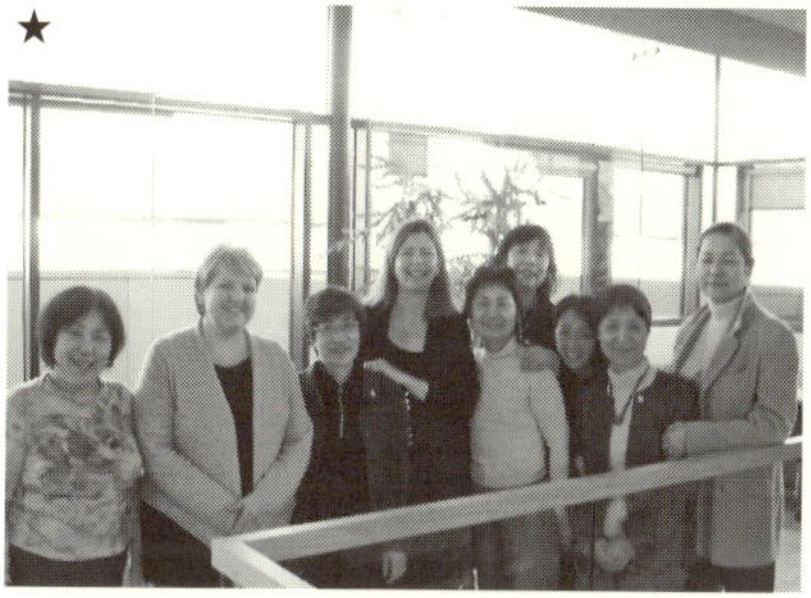

医師やホスピスで働く看護師の研修も引き受けているという、マギーズセンターのCEOは、マギーの担当オンコロジーナースだったローラさんです。

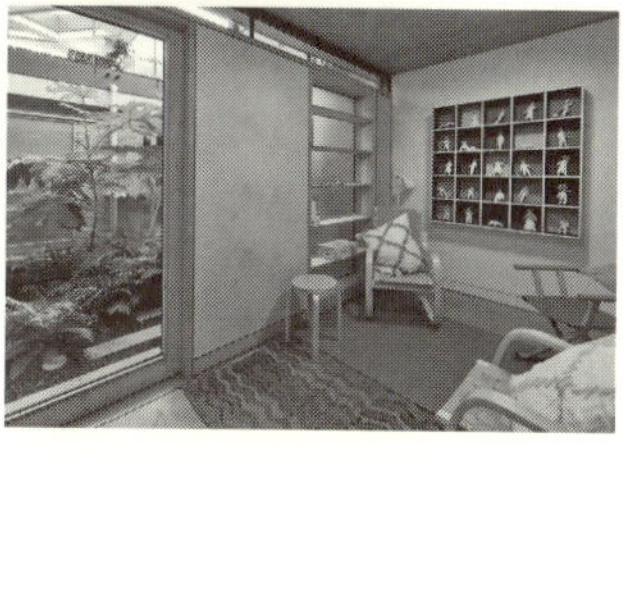

エピローグ——訪問看護とワークライフバランス

姉を看取ってから訪問看護をめざし、研修を受けていた京都時代一九九一年は、淀川キリスト教病院がある東淀川区淡路まで、下の子を保育園にお願いしてから、阪急電車に乗り通っていました。

子育てをしながら働くことは、それまでも産休明けの乳児から保育園に預けて、多くの方の助けを借りながら、そして子どもの成長の姿に励まされながら、しごく当たり前のように続けてきたように思います。

家事はあまり得意ではない、主婦としては失格の私を支えてくれている家族に、改めて感謝しなくてはと思います。

出産・職場復帰

子どももすんなり授かったわけではなく、産科病棟に勤めながらなかなか恵まれないのを、少々気にしながら、体調を整えようと始めたヨガの呼吸法のとき、図らずも、無症状だった子宮筋腫を自分でお腹の上から触診し、手術を勧められ核出術を受けたのが三二歳。

その後に新しいいのちを授けられ、高齢出産で、しかも手術後のハイリスクにもかかわらず自然分娩を願い、周囲の医療者には心配をかけましたが、無事に出産できたのが三三歳でした。いわゆる女の厄年に出産したのですが、逆にこれがよかったといってくれた人もいました。

同僚でもあった信頼する助産師のシフトに合わせて入院し、出産準備教室にきちんと出ていないと立会い分娩は許可されないのを許可してもらい、夫は長女の分娩に立ち会うことができました。そのときの夫の感想が、「こんなに大勢の人が自分の子どもの誕生にかかわってくれるなんて、本当にありがたい」というものでした。

その結果かもしれませんが、夫は子育てにも積極的にかかわりました。産後の私は里帰りせず、近くに住む義妹に手伝ってもらいながら、夫婦で子育てを始めることができました。職業柄、新生児をお風呂に入れるのは慣れたもの、夜泣きに悩まされることもなく、子どもの日々の小さな変化を楽しみつつ、九週目から職場復帰することができました。

保育園・親仲間のつながり

そのあと三歳までのあいだには、やはり熱を出したり痙攣騒ぎを起こしたりと、息つく暇もありません。職場の皆さんにはご迷惑をかけつつ、同じ敷地内にある保育園、同じ敷地内にある病院、という恵まれた環境で、東山三十六峰の一つの瓜生山の麓、自然がいっぱいの北白川いずみ保育園でできた親同士の絆は、親戚よりも頼りになる存在となりました。今でもそのときの親仲間と、思い出話の種は尽きません。東京に引っ越してからの新宿区立長延保育園での親仲間とも、いまだにやりとりが続いています。

子育て中は、子どもに向き合う時間が必要です。子育てに伴う家事も増えます。突発的な病気で仕事を休まなければならないこともちょくちょくで、周囲に迷惑をかけ、こんなことでいいのだろうかと、悩んだこともあります。若いうちは体力もありますが、三〇代での高齢出産は体力的にハンディがあると思いました。ただし、体力は劣っても知恵は働くので、より多くの方を頼りながらの子育てには長《た》けてきます。

子が親を育てる

子育てをしているようで、実際は子どもが親を育ててくれるということもたくさん経験しました。

子どものもつ新しいものへの興味や感動は、それを見ている親をも、再び子どもの心に戻らせ、一緒に感動させてもらえます。

たとえば、朝一番の動物園。トラの檻の前でのこと。風を切るように岩山を駆けるのに、足音がしない！　足の肉球が吸い付くように岩をとらえていて、いつもグッタリと寝そべっているだけのトラより、どんなに魅力的に見えたことか。子どもの目線は本当におもしろいものです。「空気が動いた！」と感動を込めて報告してくれます。

あるときは、蛇が脱皮しているところに出合いました。狭い隙間に身体をこすり付けるようにして脱皮が始まると、古い皮が裏剥けながら脱げていく。そのさまをじっと目を凝らして見ていると、皆に知らせたくなる。爬虫類館をするりと通りすぎていく人に「脱皮してますよ！」と、声をかけずにはいられません。おもしろいことを見つけたら独り占めしないで皆に教えたくなる私の癖は、子どもから教わったことのようです。

回り道と思う日も

子育て中は、自分の仕事がちっともはかどらないこともあります。気になっていることがあって子どもの話を上の空で聞いていると、ちゃんと見抜かれます。あきらめて、しゃがみこんで、子どもの話に耳を傾けると、今までぐずっていたのがぴったり止んで、それは本当に不思議です。世の中、自分の意のままになることばかりでなく、こうやって、ひたすら幼子の訴えに耳を傾けることも、人として成長させてくれる時間だったのかと思います。

こんなふうに思えば、人生に無駄なことなどないのかもしれません。回り道のように思えることも、行ったり来たり、時には後ろ向きに歩いているように思えるときもありました。「こんなはずじゃなかった」「もっと自分はいろんなことがスイスイできるはずなのに」と、ないものねだりをした時期もなかったわけではありません。

ふり返ると、今の自分があるのは、あのときの経験が生きているから。そう思えることがしばしばです。

すべての人生経験が生きる、在宅ケアの不思議な力

ことに在宅ケアの現場では、自分の経験知だけでは到底、理解に苦しむような人や、場面に出会います。それを困難ととらえずに、「人生、本当にいろんなことがあるもんだ」と興味深く受け止められるのも、子育てを含め、多くの人に接し学んできたことだったなあと思います。すべての経験がいきるのも、在宅ケアの不思議な力といえるのではないでしょうか。

在宅ケアの現場は、多くの看護師たちが、その人生経験をもいかして働ける職場ではないかと思います。訪問看護は、さまざまなライフサイクルの、それぞれの時期に合わせて働ける、看護の知識や技術を磨いていける仕事であり、より多くの訪問看護師と働いていけるように、少し先を歩いたものとして努力していきたいのです。

姉の葬儀が終わって家に帰りついたとき、二人の子守をしていてくれた夫も、疲れが出たのか結構な叱言《こごと》でした。私の気持ちが付いていかずに、だんまりと無言で、片付けをしているところに、「おかあさん?」と三歳になったばかりの長男がやさしく声をかけてくれたと、当時の保育園レモン組の連絡帳に書いてあります。こうやって慰められ、心を豊かに保つエネルギーをもらっていたんだと子どもたちに感謝し、そ

れから七歳と三歳の子どもの世話をしてくれていた夫にも、感謝しなくてはと連絡帳を読み返しています。

訪問看護で出会った人々に育てられ、家族にも育てられ、いつも温かい気持ちを忘れずに、「在宅ケアの不思議な力」を広めていけたらと、願う日々です。一〇年後の私も、きっと同じことを言い続けているよなあ、と思いつつ。

これまでの在宅ケアの経験で、考えたこと、感じてきたことをまとめてみました。このことを提案してくださり、いつも知恵袋から多くの示唆をくださっている村上紀美子さん、ボランティアで編集のお世話になっている東尾愛子さん、医学書院の伊藤直子さんに感謝します。

表紙のデザインを心よく引き受けてくださったアイムの川崎由美子さん、推薦文を寄せてくださった柳田邦男先生に心から感謝申し上げます。

二〇一〇年一月　　秋山正子

初出一覧

本書に収載した以下の文章は、すでに発表された内容に加筆・修正を加えたもので、初出は次の通りです。

・家庭で看取るがん患者——在宅ケアにかかわるきっかけ（姉の死から看護者として学んだこと，川越厚編：家庭で看取る癌患者——在宅ホスピス入門，メヂカルフレンド社，213-226，1991）
・音楽や言葉のもつ力（訪問看護と介護，14巻10号，860-861，2009）
・人生最後のすごい仕事！——認知症も穏やかな経過に（訪問看護と介護，14巻12号，1034-1035，2009）
・救急車を呼ぶということは，どういうことなのか？（ケアワーク，191号，12-13，2009）
・もうちょっとそばにいてくれないかしら？—— 一人暮らしを貫いて（ケアワーク，192号，12-13，2009）
・動かさないと動けなくなる——廃用症候を防ぐ（訪問看護と介護，15巻2号，136-137，2010）
・看取りにまつわる個人的な体験から（ケアワーク，173号，12-13，2008）
・病気は家庭で治す——ライフケアシステムのめざしたこと（訪問看護と介護，15巻1号，48-49，2010）
・足元の現実と地域のネットワーク——問題解決へのコミュニケーション（訪問看護と介護，14巻11号，934-935，2009）

秋山正子●あきやままさこ

（株）ケアーズ代表取締役、白十字訪問看護ステーション・白十字ヘルパーステーション統括所長

秋田県生まれ。1973年聖路加看護大学卒業。日本バプテスト病院（産婦人科病棟）、大阪大学医療技術短期大学看護学科助手、日本バプテスト看護専門学校専任教員を経て、1992年より医療法人春峰会白十字訪問看護ステーションに勤務。2001年に有限会社ケアーズを設立（2006年、株式会社に商号変更）、現職に就任。新宿区を中心に訪問看護・居宅介護支援・訪問介護事業を展開。2011年7月、「暮らしの保健室」設立・室長。NPO法人白十字在宅ボランティアの会理事長、30年後の医療の姿を考える会会長、ささえる医療研究所東京支部長。

ほかに、東京女子医大看護学部非常勤講師、新宿区介護保険認定審査委員（座長）、新宿区地域保健医療体制整備協議会委員、新宿区介護サービス事業者協議会副会長、新宿区地域看護業務連絡会副会長、東京都ナースプラザ運営委員を務める。2009年8月より厚生労働省「チーム医療の推進に関する検討会」委員。2009年11月社会貢献支援財団より、「平成21年度社会貢献者」として表彰。2010年10月東京都より、「平成22年度東京都功労者」として表彰。2011年4月日本看護協会他より、第8回ヘルシー・ソサエティ賞。2012年11月医療の質・安全学会より「暮らしの保健室」の取り組みに対し、第6回新しい医療のかたち賞。
著書：『在宅ケアのつながる力』（医学書院）、『在宅ホスピスケアを始める人のために』『系統看護学講座〈統合分野〉在宅看護論 第3版』（医学書院、いずれも共著）ほか。

在宅ケアの不思議な力
発　行　2010年2月15日　第1版第1刷©
　　　　2014年9月15日　第1版第4刷
著　者　秋山《あきやま》正子《まさこ》
発行者　株式会社　医学書院
　　　　代表取締役　金原　優
　　　　〒113-8719　東京都文京区本郷1-28-23
　　　　電話　03-3817-5600(社内案内)
印刷・製本　山口北州印刷

ISBN978-4-260-01047-4